U0144596

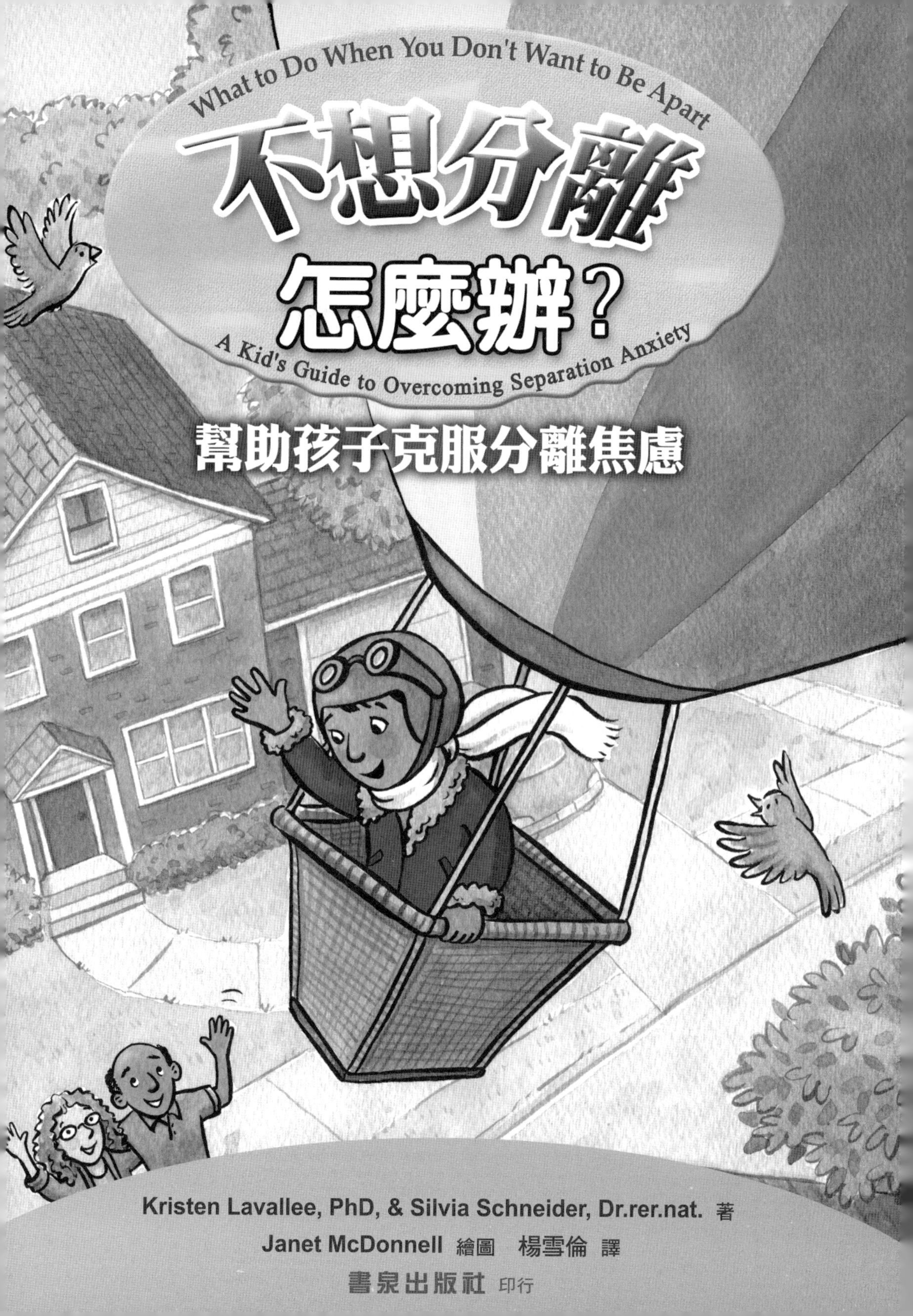

What to Do When You Don't Want to Be Apart

不想分離怎麼辦？

A Kid's Guide to Overcoming Separation Anxiety

幫助孩子克服分離焦慮

Kristen Lavallee, PhD, & Silvia Schneider, Dr.rer.nat. 著

Janet McDonnell 繪圖　楊雪倫 譯

書泉出版社 印行

What to Do When You Don't Want to

Be Apart

A Kid's Guide to Overcoming Separation Anxiety

by Kristen Lavallee, PhD
and Silvia Schneider, Dr. rer. nat.

illustrated by Janet McDonnell

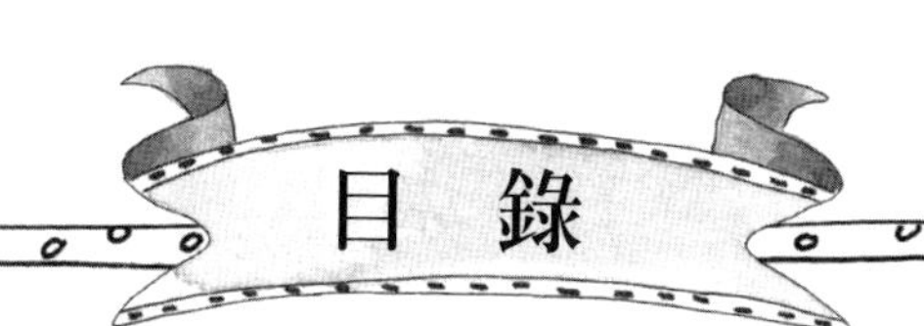

目錄

給父母與照護者的序

許多孩子會在第一次獨處或是離開父母時感到緊張。事實上，幾乎所有的年輕孩童都會經歷一段發展歷程（從7個月大開始）：在與父母分離時感到有壓力。大一點的孩子很可能也會對於分離一段時間，或是第一次分離感到緊張，這都是很正常的。你可能還記得第一天上學或是外出參加夏令營的恐懼感。

但是某些孩子的分離焦慮很嚴重，而且持續很久，一直持續到幼兒園或是上小學後，持續好幾天而不是只有第一天恐懼。對這些孩子來說，離開父母會讓他們感到很緊張，一整天都很難熬。他們很可能不想去上學，或是不敢自己睡、跟保母留在家、或是自己待在某個房間裡。他們可能會做惡夢、或是有諸如胃痛之類的症狀。當離開父母或是照護者的時間到來，他們可能會大發脾氣，或是懇求父母留下來。這種恐懼可能會阻礙孩子跨越重要的里程碑，例如學習如何獨立、負責任與照顧自己。

每個人都有可能感受過分離焦慮，但是，有些孩童的症狀比較嚴重、比較多，或是焦慮感持續長達一個月以上，干擾到日常的家庭生活。當分離焦慮達到這種程度時，孩童可能被診斷爲分離焦慮症，必須由合格的兒童心理治療師——例如心理學家或是心理醫生——來做正式的診斷。本書是設計來協助有任何分離焦慮的孩童——包括了分離焦慮症。如果你認爲你的孩子有分離焦慮症的話，可能也會想要跟心理治療師談談。

分離焦慮的原因有很多，包括氣質、思考模式、父母的焦慮和壓力源（例如離婚），可能會讓孩子感到不安全。幸運地，不管原因是什麼，孩子可以學習一些技巧來克服自己的恐懼。

這本書是設計來讓你跟你的孩子一起閱讀，建議你每隔幾天就跟孩子一起讀一章，確保有充分的時間來消化與練習這些技巧，而且不會忘了前面已經學過的。本書的課題是以分離焦慮的兒童認知行爲治療爲基礎，而且經過臨床研究驗證。

本書有個重要的部分是要練習分離，練習的過程讓孩童有機會利用他們的技巧，感覺成功。研究顯示在訓練或是眞正分離的過程中，焦慮感會逐漸減少。孩子習慣在這個情境之下，學習到焦慮感最終會變小而不是變大。你練習越多次，孩子會更加明瞭恐懼感會隨著時間而變小。習慣這個情境是一種稱爲「習慣化」（habituation）的過程。有些父母比較喜歡自己來，但是有些父母覺得跟兒童心理治療師一起練習會比較有用。如果你覺得自己計劃、執行這些練習很困難的話，我們建議你諮詢兒童心理治療師尋求協助。

身爲父母，在練習的過程中，還可以做些有用的事來降低孩子的焦慮感：

- 留出必要的時間。建議你每個步驟都練習個7-14天，每次練習都全心全意投入，花時間來降低焦慮感，可能是15分鐘，也可能要2個小時。

- 練習的時間一到，馬上開始。等得越久，孩子可能對於即將發生的事感到更焦慮，這個就是「預期焦慮」（anticipatory anxiety）。克服預期焦慮是練習中最難的一部分了。
- 練習的歷程應該緊湊些（至少每隔幾天）。
- 選擇孩子會感到焦慮的情境來練習，從溫和的程度開始，然後轉到較強烈的情境。如果試了幾次之後，你的孩子拒絕練習，選個比較簡單的情境開始，慢慢漸進到比較困難的情境。
- 嘗試不同的地點，例如自家、學校、保母家或是朋友家。
- 增強勇敢的行爲。讚美是最容易、最自然的獎勵方式，你也可以在達到目標時提供其他獎勵，例如特別的晚餐、喜歡的書或是遊戲、或是跟媽媽或爸爸從事一些特殊的活動。
- 在獎勵勇敢的同時，不要太在意恐懼或是過度焦慮的行爲。舉例來說，如果孩子在上學前大哭的話，不要大驚小怪。換個話題或是焦點放到別的事上，直到孩子不再哭爲止。當他們停止哭泣時，適時讚美，增強他們的勇敢。
- 塑造勇敢，針對分離焦慮採取正面思考，將它視爲孩子學習與成長的機會。利用肢體語言、輕聲道別的儀式（例如眞誠的笑容與揮手、輕柔的擁抱、親吻、擊掌等等）來讓孩子知道你不擔心。

如果你的孩子持續有嚴重的焦慮，讓你感到困擾或是影響到你或他們的行為，***該怎麼辦***系列有些其他書籍或許有用。你也可以尋求兒童心理治療師、其他心智專家的協助來幫助你與小孩。

記住，在孩子邁向勇敢與獨立的路上，要保持樂觀，你是孩子最棒的啦啦隊，當他們帶著新視野從學校、營隊或是朋友家回來時，你會在家等著。你也可以想想孩子以前是怎樣害怕，但現在卻是這麼的勇敢。當孩子離家時，你可以感到輕鬆自在，不再擔心他們是否害怕、沮喪。這不是很美好嗎？

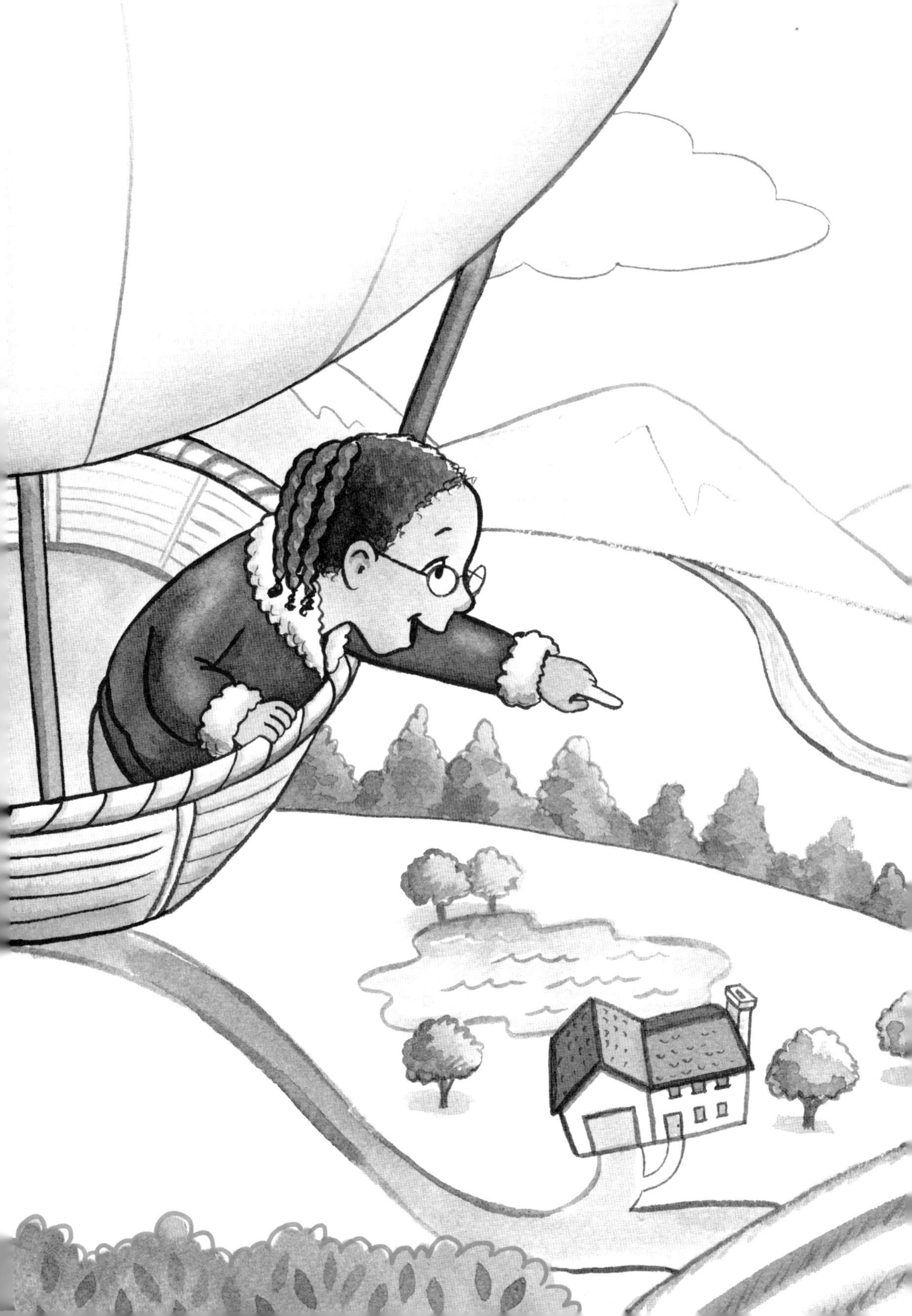

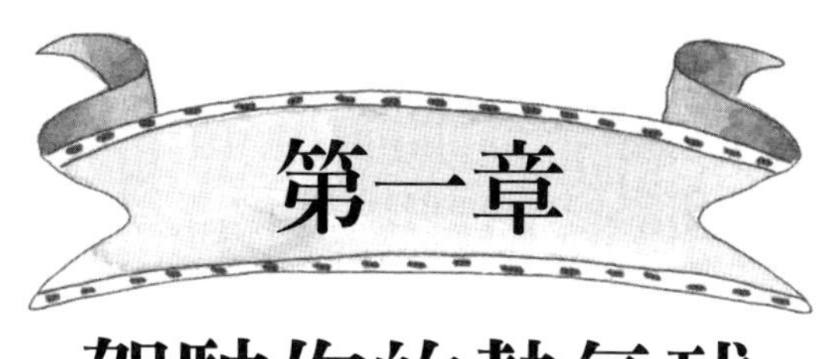

第一章

駕駛你的熱氣球

熱氣球的飛行員有美好的探險，他們可以飛行、看見前所未見的事物、學習新知。飛行員沒有飛的時候就跟朋友、家人待在家裡，一起分享餐點、聊天，共享美好時光。剛開始可能覺得飛行很可怕，但是他們慢慢來，先從低飛起步。接著飛高……風景眞是驚人！

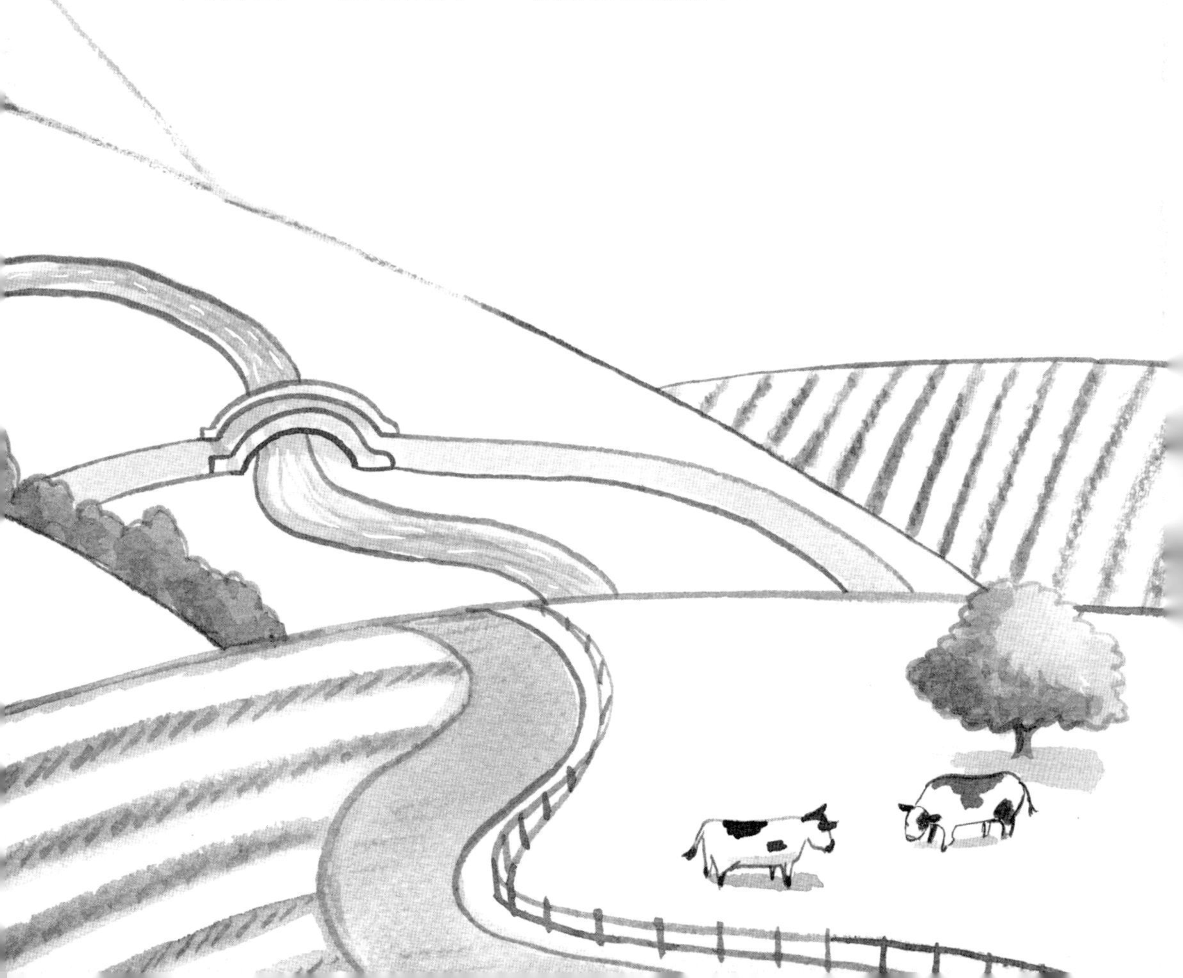

想像一下自己是熱氣球的飛行員，高飛在天空中。你想要去哪兒呢？你覺得從高空往下看的景觀會是怎樣呢？把你想看到的畫下來：

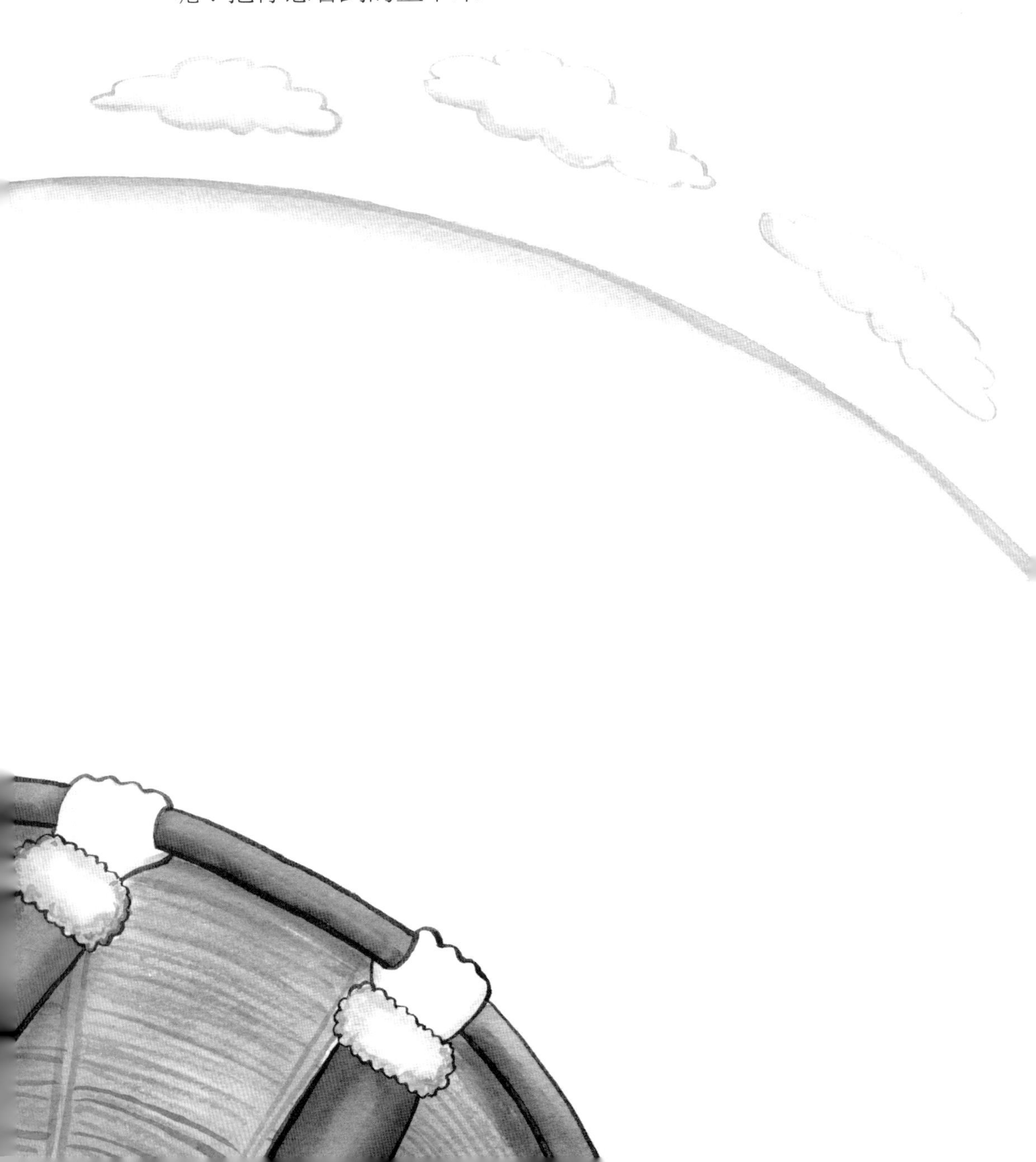

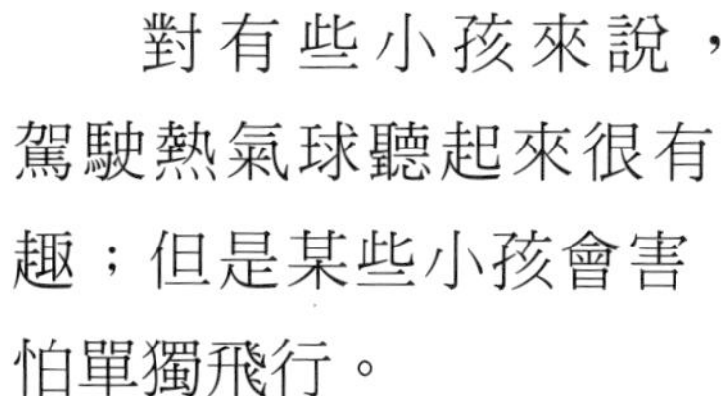

對有些小孩來說，駕駛熱氣球聽起來很有趣；但是某些小孩會害怕單獨飛行。

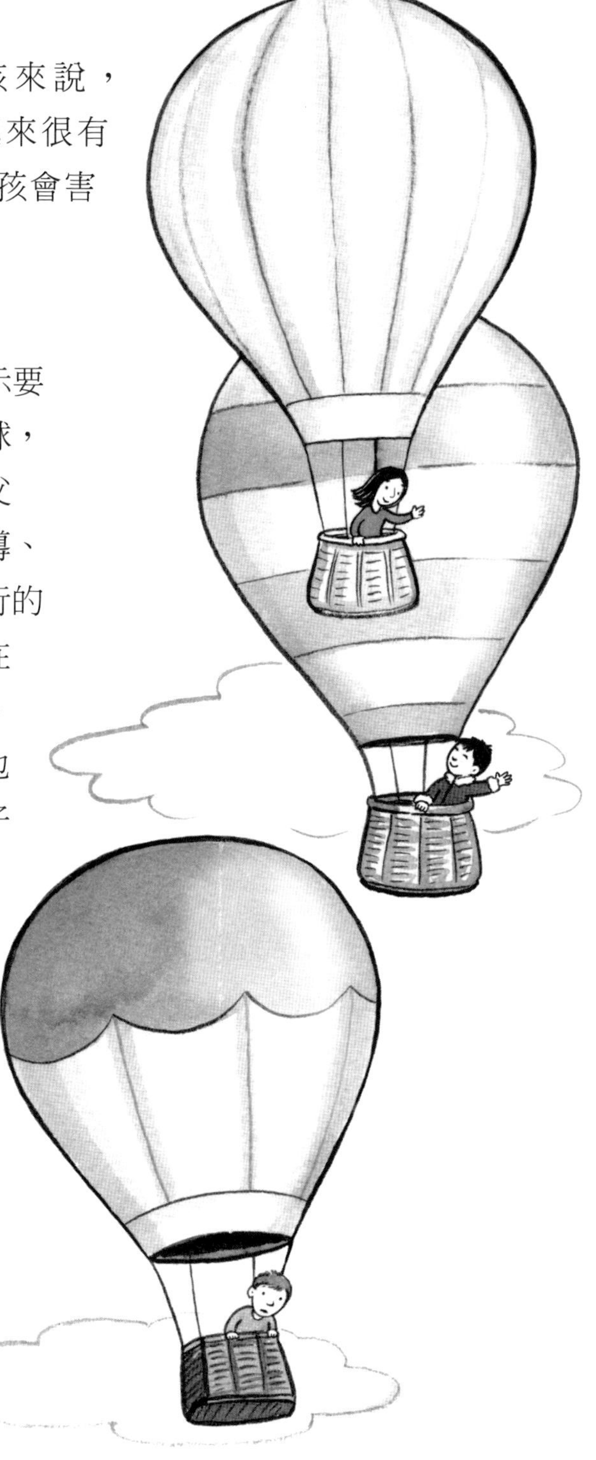

單獨飛行表示要駕駛自己的熱氣球，離開父母或家。父母可能會提供指導、鼓勵，但是在飛行的時候，你是自己在操控著你的氣球。有時候會被其他也是離開父母的孩子們圍繞著，就像在學校一樣。你們一起飛行，但是都各自操縱著自己的氣球。

第一次自己單獨做一件事，或是離開父母時，有些小孩會感到害怕。順道一提，這本書裡我們會提到「父母」或是你的「媽媽或爸爸」，但是不是每個家庭都是一樣的——你可能跟媽媽、跟爸爸、或是跟父母一起住。有可能你有兩個媽媽，或是兩個爸爸；也有可能你跟繼父母、祖父母、養父母或是其他看護者住。

不管家庭的型態是什麼，有些小孩可能害怕自己睡，或是自己上學、自己到朋友家。有時候會因爲獨處而做惡夢。這些聽起來是不是很熟悉？

孩子們會因爲下列幾種情境離開媽媽、爸爸、父母或看護者而感到害怕：

- 上學
- 單獨睡在自己的床上
- 跟保母相處
- 參加營隊
- 睡在朋友家

你呢？什麼時候你會因爲離開媽媽或爸爸而感到害怕，寫在下面。

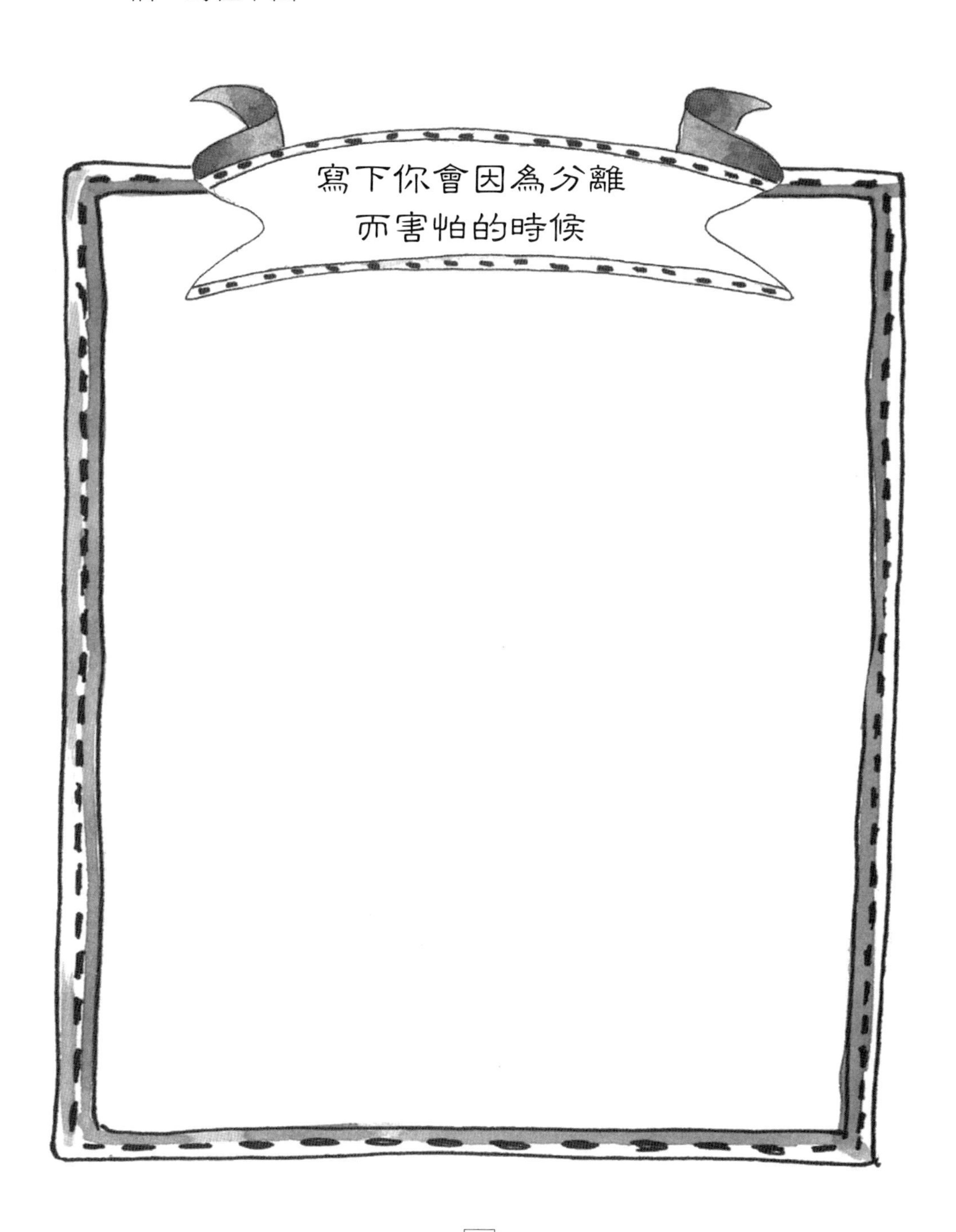

有些小孩非常害怕獨處，以至於每天的日常生活都很難應付。他們非常害怕駕駛自己的熱氣球，以至於他們無法從不同的角度看到世界的美好。

很幸運地，孩子們可以做些事來幫助自己對付離開父母的恐懼。我們將在這本書裡探討、嘗試這些有用的點子。只要練習，你就可以戰勝你的分離焦慮，變成一個有自信、有技巧的熱氣球飛行員！

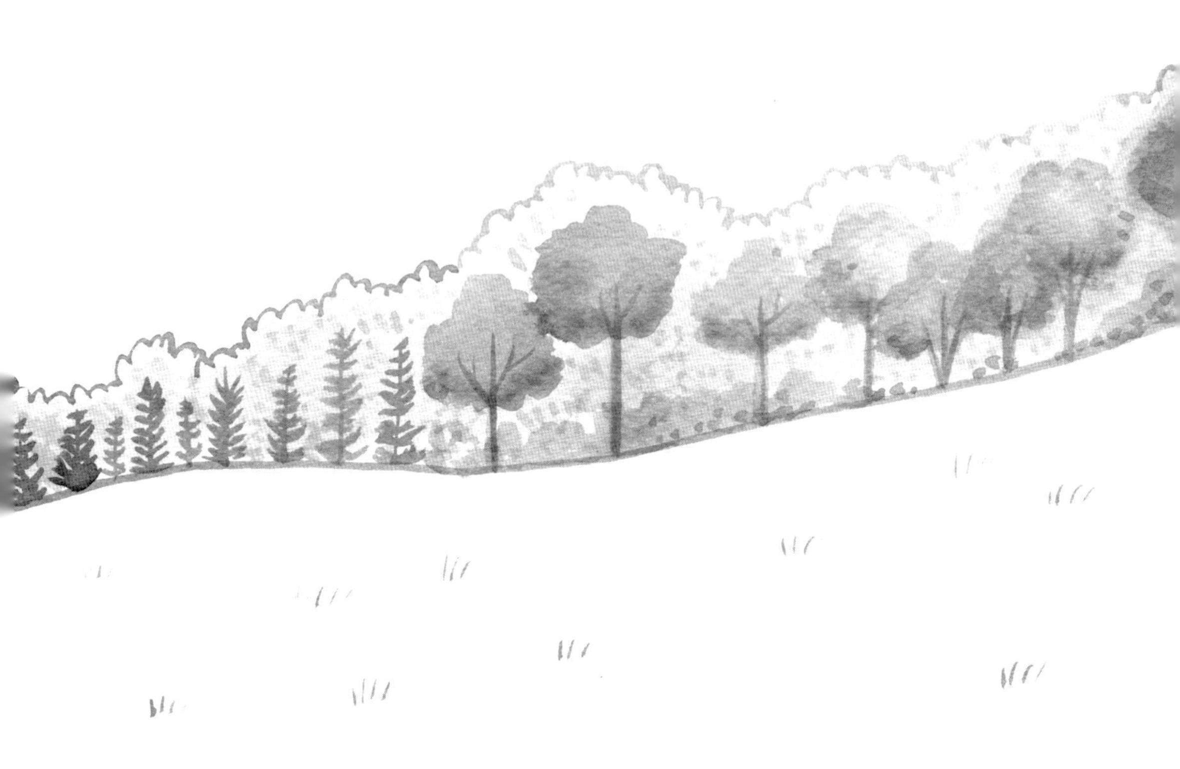

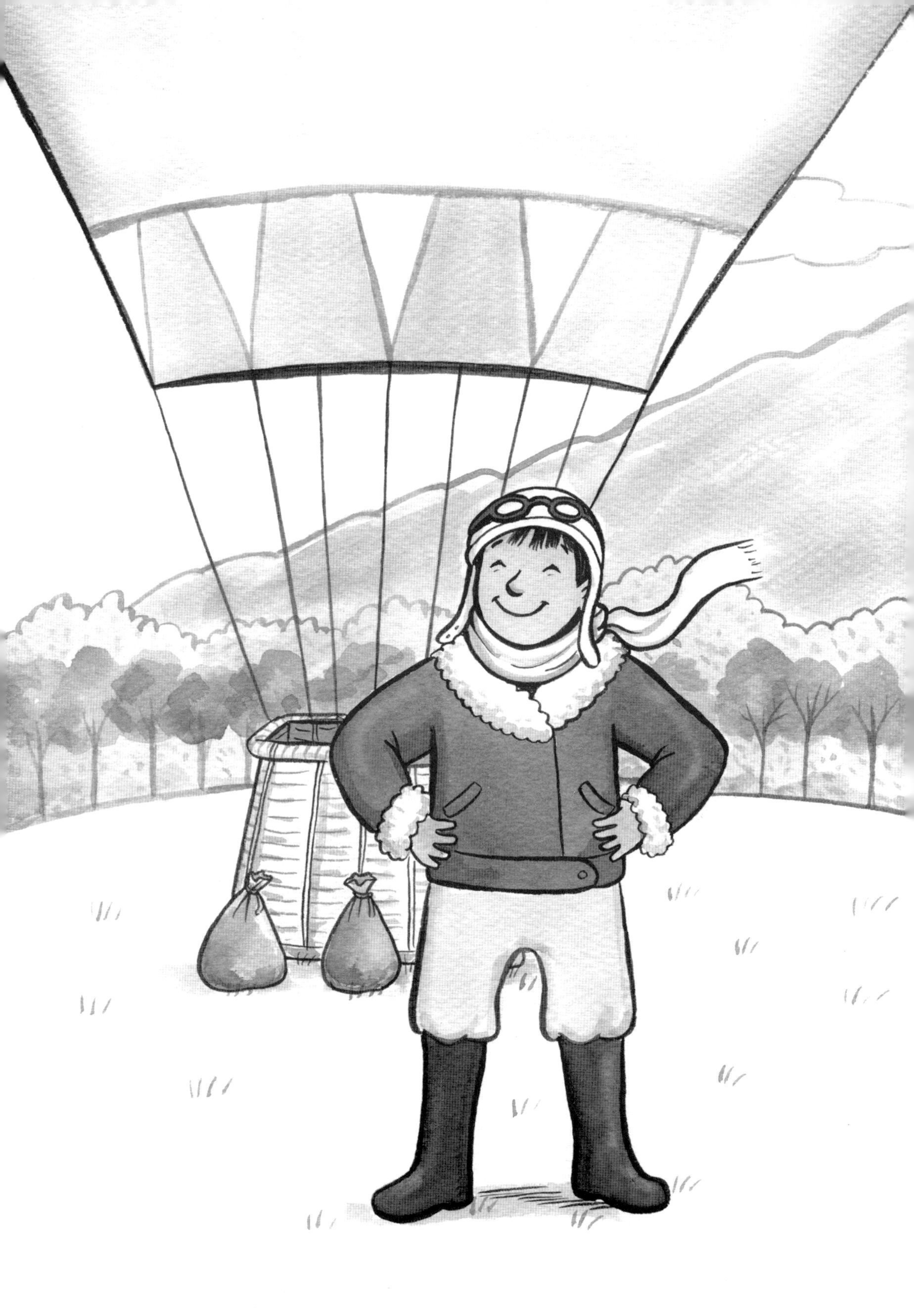

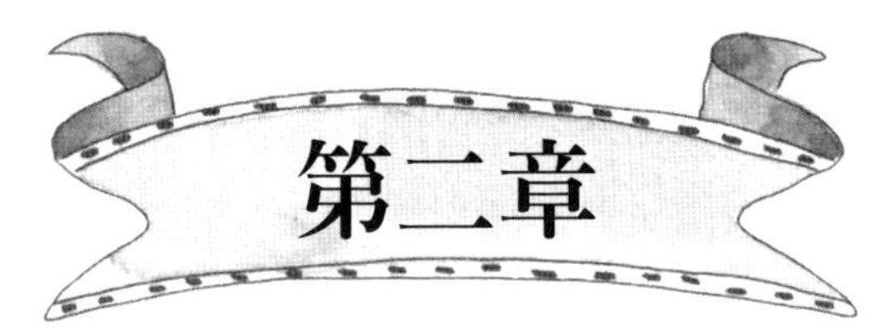

第二章

你對焦慮的感覺如何？

每個人都會有恐懼的時候——甚至是成人！

感到害怕是很正常的，而且不一定是壞事。事實上，有時候恐懼還可以幫助你呢！很久以前，我們的祖先在荒郊野外看到花豹時，他們可能會呼吸、心跳加速。恐懼是很重要的，因爲這會讓他們的身體做好準備來自衛。專注於這些訊號可以讓他們跟花豹搏鬥，或是逃到安全的地方。

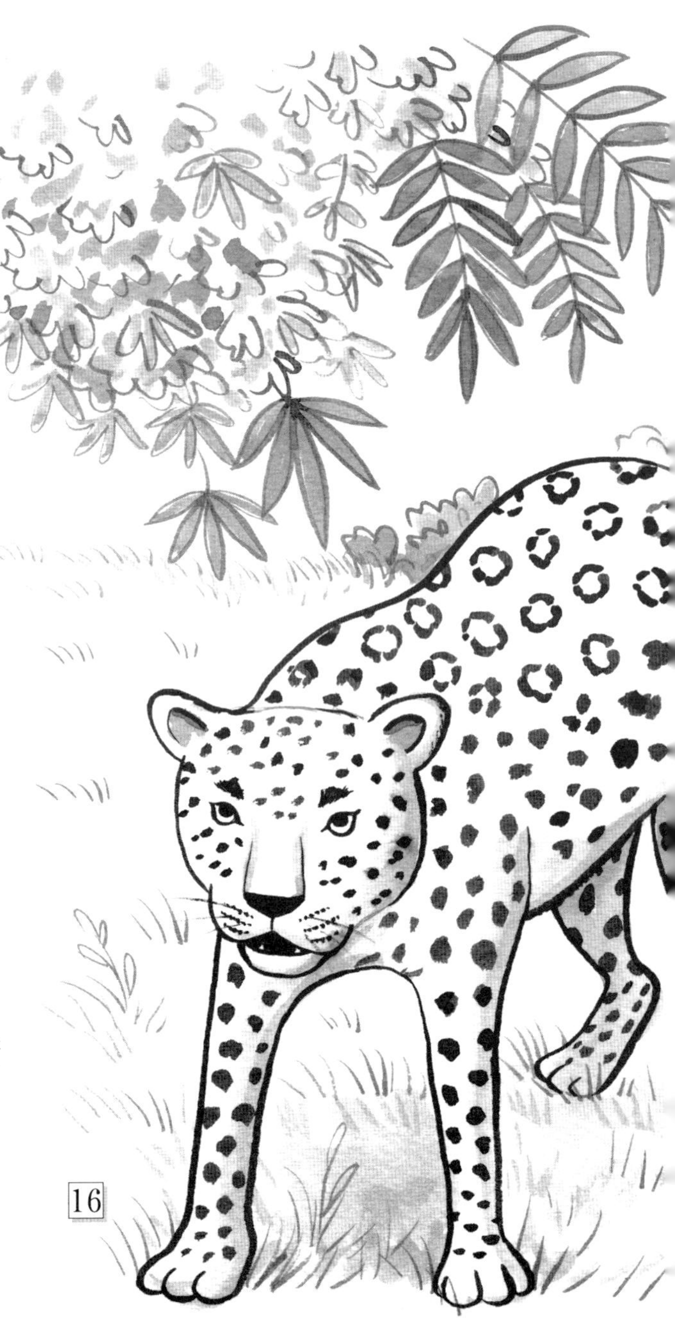

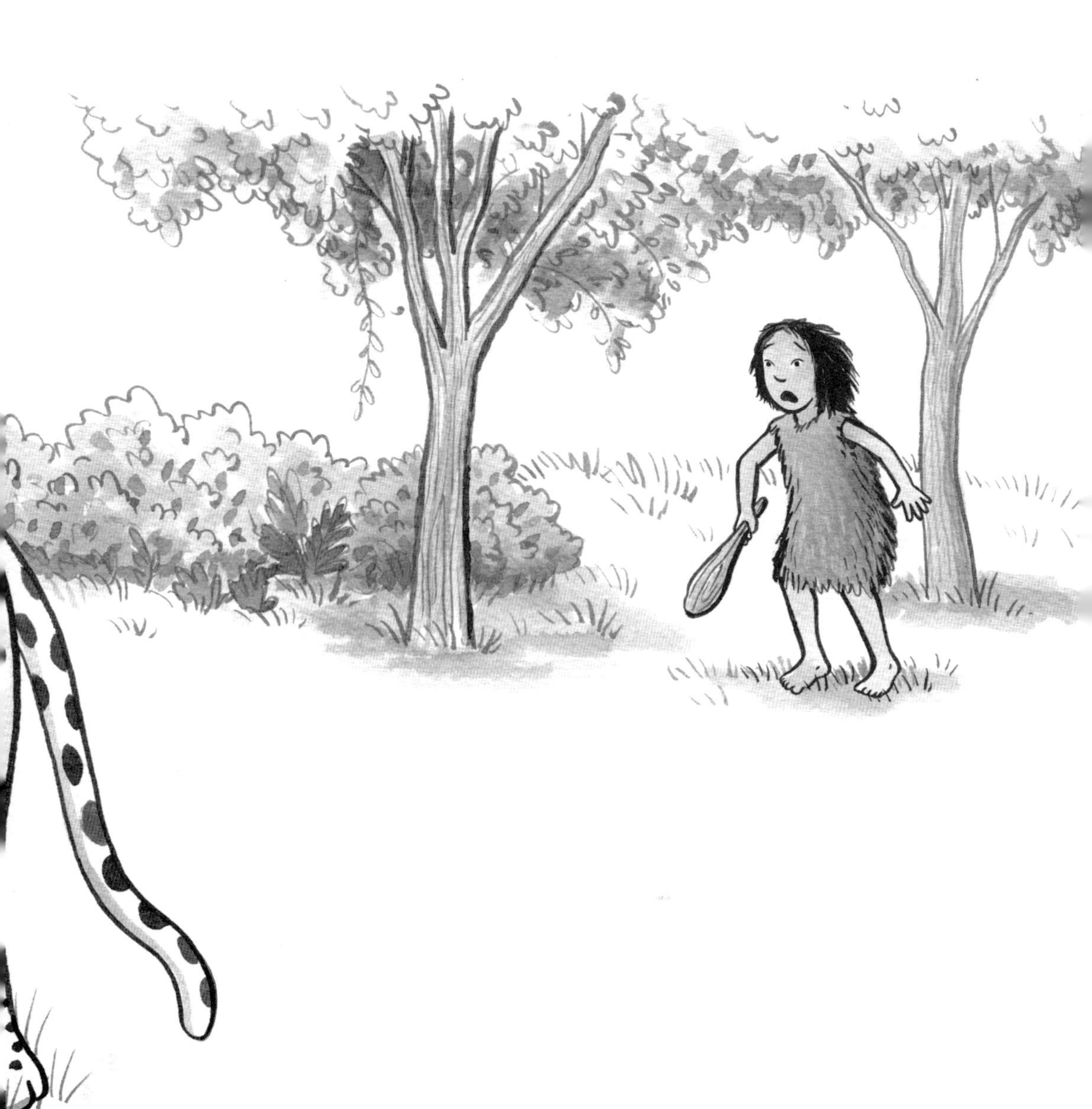

現在你不太可能會遇見花豹！但是還是有可能會感到恐懼，例如穿越車水馬龍的馬路。那種恐懼是很正常的！那只是代表你的身體緊繃，可以在恐怖的狀態下保護自己。

雖然有時感到恐懼是正常的，但是有時候小孩子會在沒有危險的情況下也感到害怕。有時候小朋友所害怕的並不是眞的危險，這就稱做**焦慮**（anxiety）。**焦慮**的小孩會在實際上很安全的時候認爲危險，而且這種恐懼的感覺會持續很久。

記得第一章提到有些人不敢獨立自處嗎？有些小孩很害怕自己一個人，怕到不敢上學或是做許多其他小孩覺得有趣的事。這種**焦慮**稱爲**分離焦慮**（separation anxiety）。

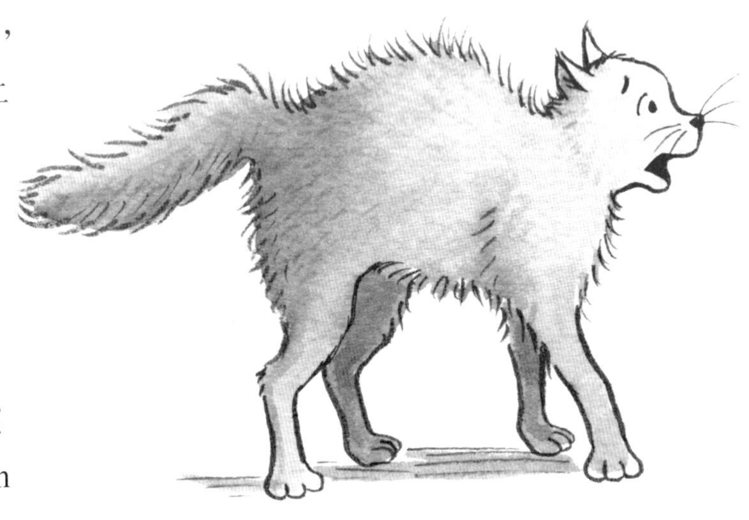

身體上有許多不同的地方可以感覺到**焦慮**。想看看動物，動物的身體會感到恐懼。舉例來說，你可以分辨出貓咪何時感到害怕嗎？貓咪在恐懼的時候，可能會弓起身體，毛髮豎立。

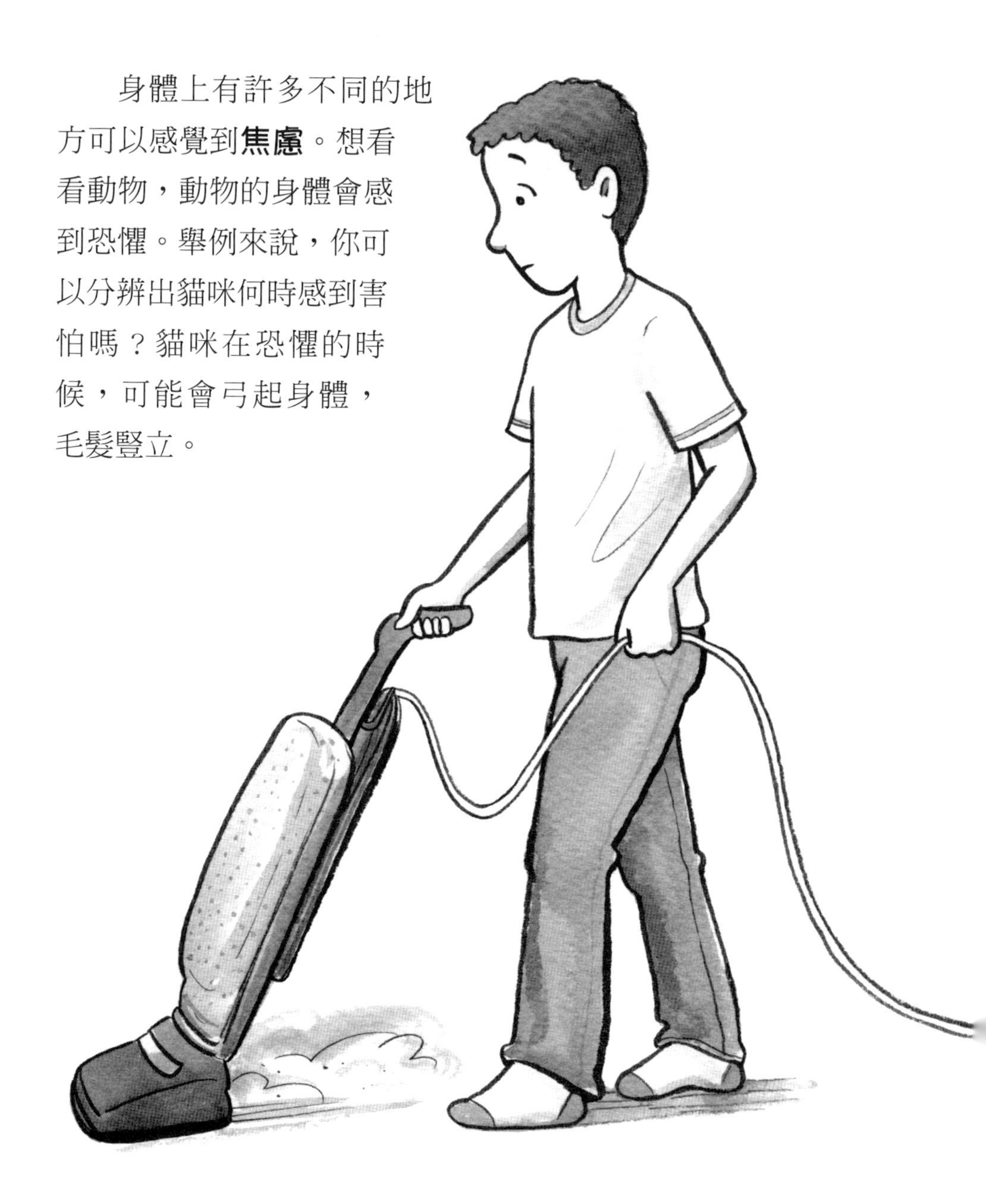

焦慮的時候，你的身體也會出現症狀。你可能會注意到心跳開始加速或是感到胃痛，也有可能會直冒汗。

不同的人會在不同的身體部位感到**焦慮**，你呢？當你必須離開爸媽的時候，通常會有什麼感覺呢？請在下圖圈出來：

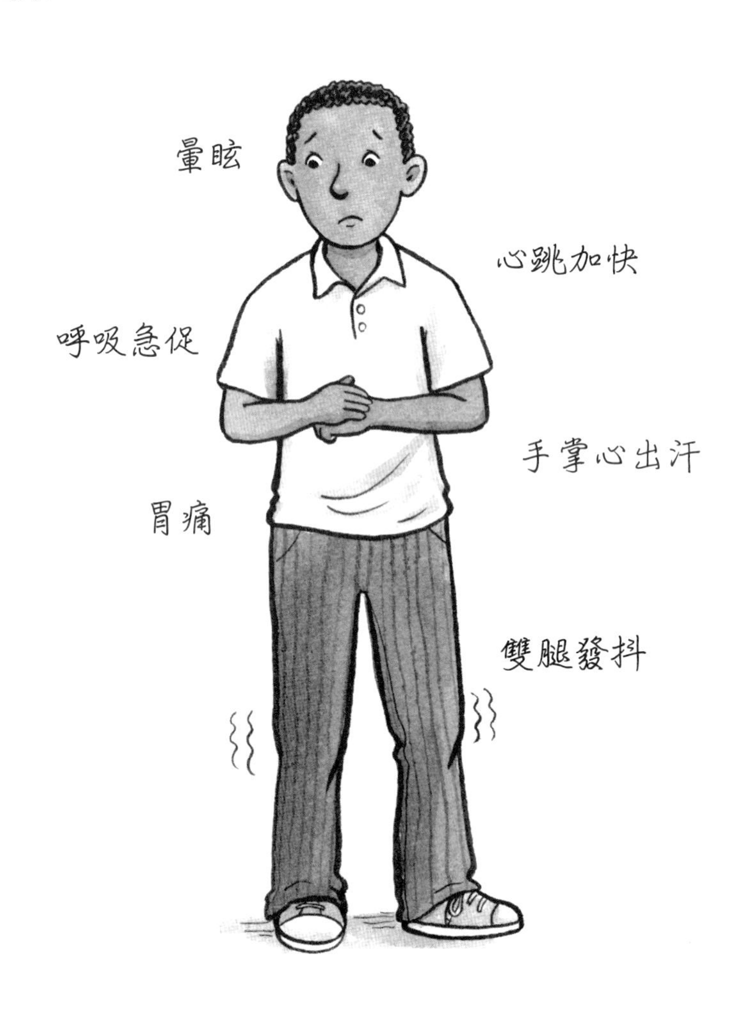

當你必須離開爸媽時，除了上圖的這些感覺之外，還有別的嗎？

____

____

____

____

____

____

____

____

____

____

____

____

除了身體各個部位會感覺到焦慮，想法、行爲也會感覺到焦慮。這些都會彼此影響。

也就是說，當你有焦慮的想法（例如：「如果媽媽沒有回家的話？」），會做些焦慮的事（例如：跺腳、拉著媽媽不讓她走），這可能會讓自己焦慮的感覺（例如：胃痛）更糟。

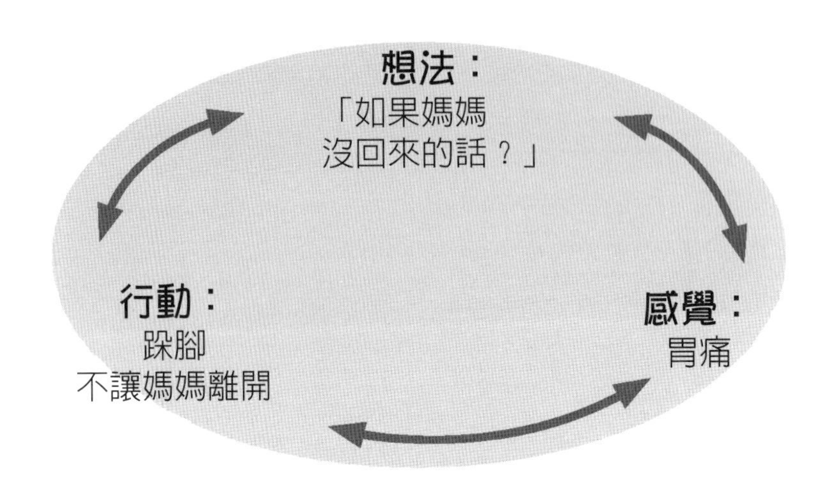

這邊再舉一例。就寢時刻，你拒絕閉上眼睛，一直叫爸爸媽媽倒杯水來喝。這些舉動可能會讓你覺得更疲累、更緊張，然後讓你的焦慮想法更糟糕。

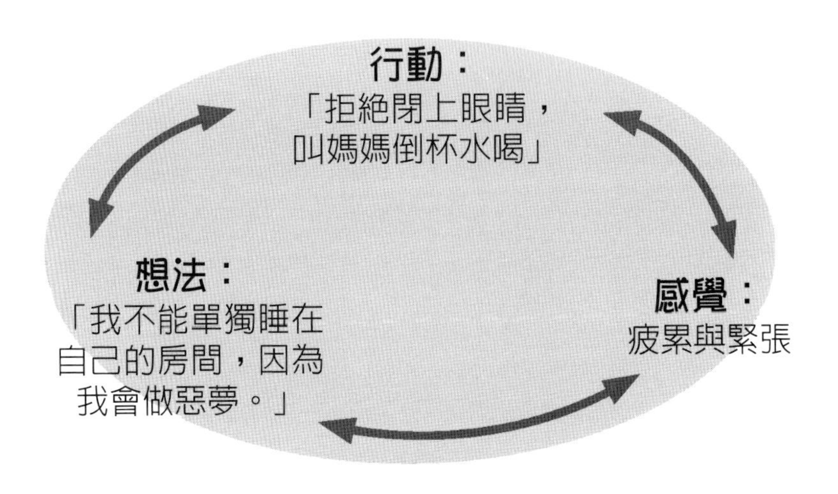

當媽媽或爸爸踏出教室門口，留下喬在教室時，他感到很焦慮，開始流汗，而且雙腿發軟。當他開始有這種感覺時，他認爲待在學校沒有一點樂趣，接著愣住不動，這又使他的感覺更糟。

你可以將喬的**想法**、**行動**與身體的焦慮**感覺**填入下表嗎？

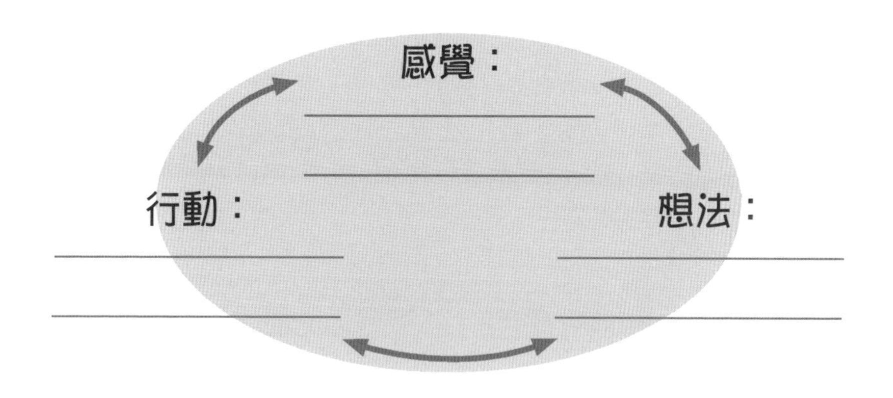

好消息！有些想法與行動可以幫助喬感覺好一點。你也可以學會這些想法與行動！接下來幾章，我們將藉著「飛行課程」來學著改變想法與行爲，讓我們的感覺更好，而不是更糟！

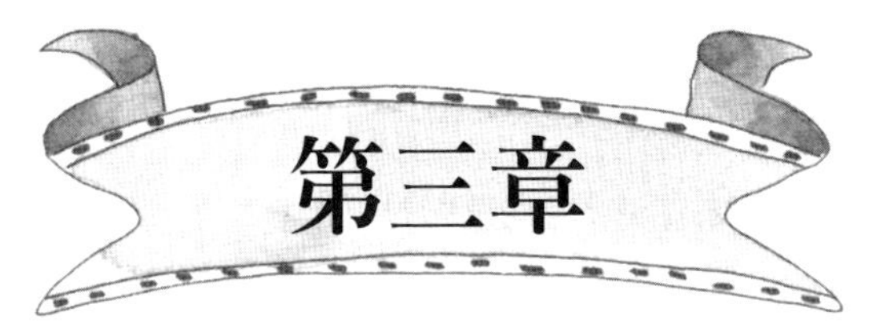

檢查你的能見度

飛行員準備要起飛時，第一件需要做的事就是檢查能見度。她必須要確定當天晴空萬里，天空中沒有烏雲會遮擋到視線。

記得上一章的圈圈嗎？想法、行動與感覺彼此互相影響。

也就是說，你**所想的**會影響到你的**感覺**與**行爲**。

有時候，小孩子會有些想法，讓他們的**焦慮**更甚。

這些想法就像是天空中讓人很難看清楚的烏雲。

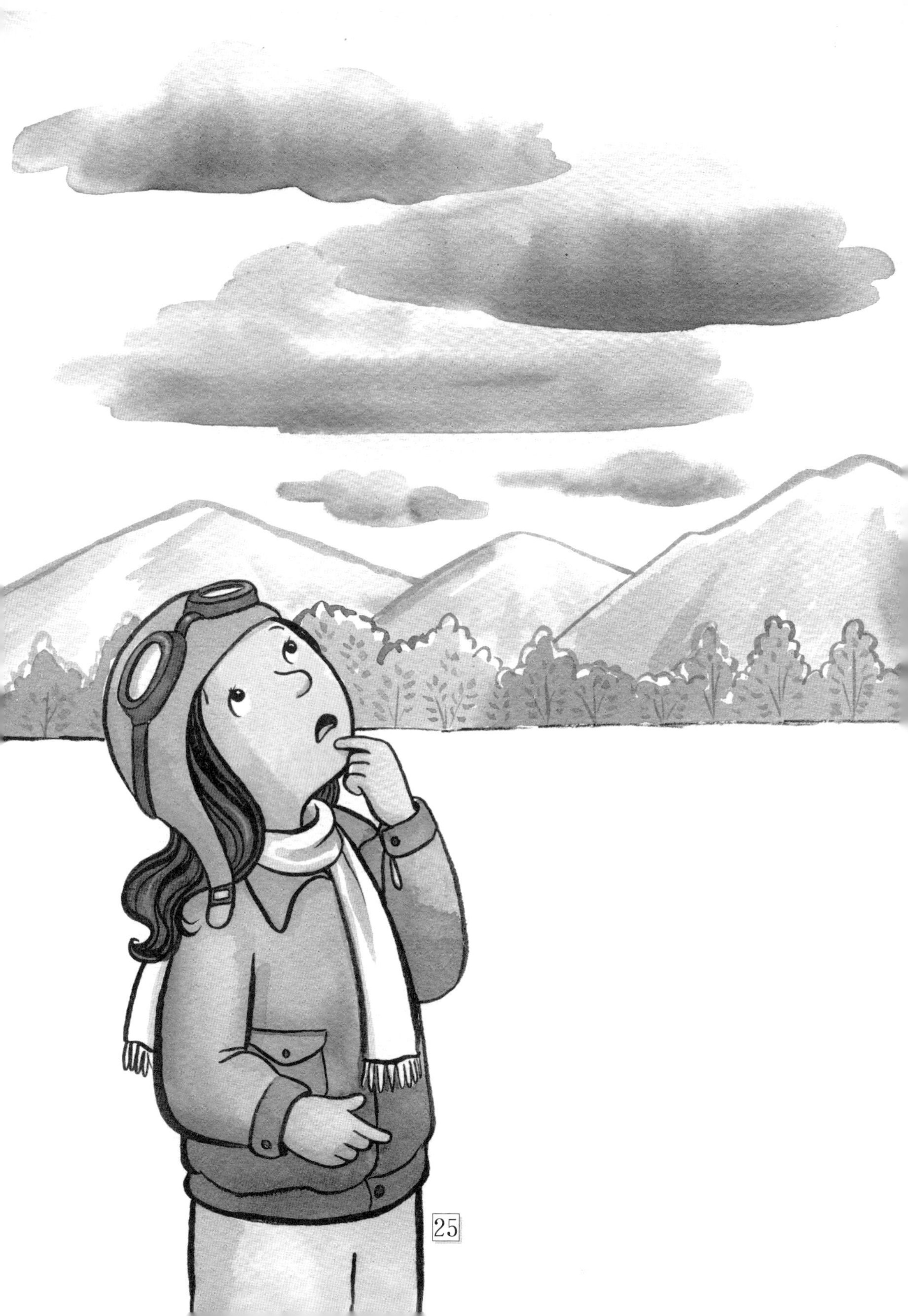

害怕跟爸媽分離的小孩，可能會有下列想法：

保母可能不太和善，不可能會好玩的。

媽媽出門的時候會發生意外，永遠都不回來了！

我總是在學校迷路，如果我找不到該去的地方呢？

有隻怪獸躲在床底下，如果我睡在上面，牠就會咬我！

你認爲這些想法會讓小孩**更焦慮**或是比較**不焦慮**呢？獨立、離開父母不是件容易的事，但是這些想法都會讓感覺更糟。讓你感到更**焦慮**的想法稱爲**「無用的想法」**。

好消息是這些**無用的想法**不太可能是眞的。有些關鍵字要特別留意，例如：「永遠」、「總是」和「不可能」。如果你的想法包括這些極端的字，你可以很確定這些都不太實際。你可以利用**「實際的想法」**來挑戰無用的想法。實際的想法比無用的想法較眞實。

例如：孩子們可以有下列**實際的想法**：

我可以選一些喜歡的遊戲跟保母玩。

以前媽媽都會為我平安歸來，這次應該也會一樣。

我經常能順利找到路，而且我也可以請老師指路。

怪獸不是真的。

你還有想到其他的嗎？

卡拉不敢到珍娜的家裡過夜。她很確定離開父母的時候會有不好的事發生。事實上，她腦海裡出現許多令人困惑的想法。有些想法是**無用的**。利用下表連連看，讓卡拉知道可以用哪些**實際的想法**來取代每一個**無用的想法**。

無用的想法	**實際的想法**
• 我不知道該怎麼跟珍娜玩她想玩的遊戲。	• 我將學會玩新的遊戲，可以看說明書或是請人幫忙。
• 珍娜的家人會煮我不能吃的食物。	• 我可以跟她的父母聊聊我正在學習，而且他們也會彈的吉他。
• 我跟珍娜的父母無話可講，他們會認為我不聰明。	• 我的父母可以到電影院好好的看一場電影。
• 我媽媽會想我，整晚哭泣。	• 珍娜可以告訴我她喜歡的食物，有可能我也會喜歡。

只要練習，你也可以有許多**實際的想法**來挑戰那**無用的想法**！想看看你離開父母而感到焦慮的時候，你有什麼**無用的想法**呢？寫在下面的雲朵裡。

現在，你可以想到些什麼**實際的想法**嗎？寫在太陽的陽光下。

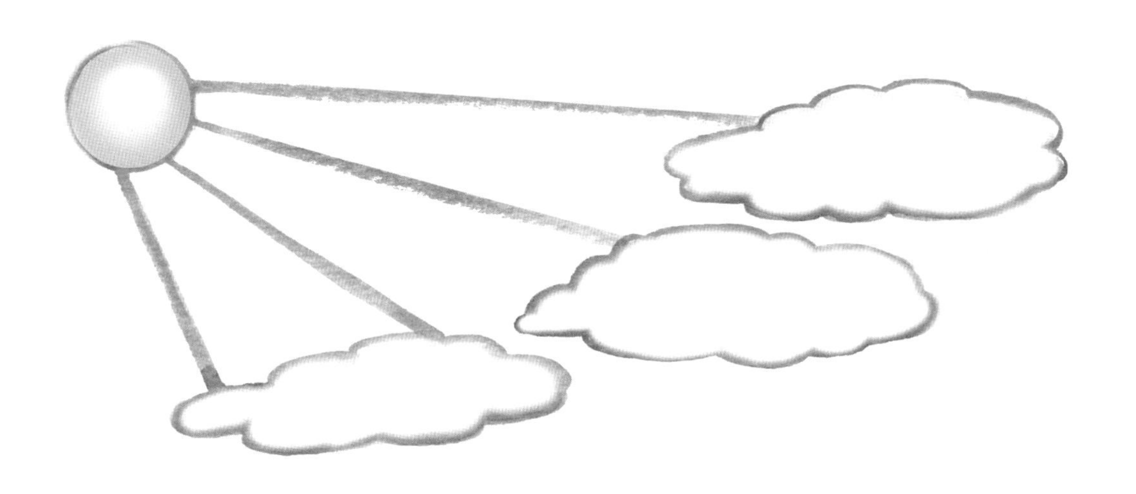

太陽會將這些烏雲燒掉，如此一來，你就可以看得很清楚，這就稱爲改善你的能見度。

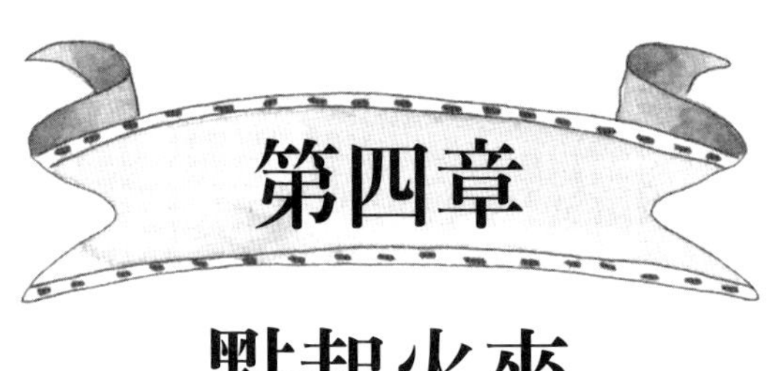

點起火來

當飛行員想要讓他的熱氣球飛得更高的話，他必須要把熱氣球裡的火點燃。溫度越高，熱氣球就飛得越高。

想著**「振作的想法」**，相信自己，就好像是在熱汽球裡點火。好比溫度上升使熱氣球高飛一樣，**振作的想法**令人振奮，幫助我們勇敢！

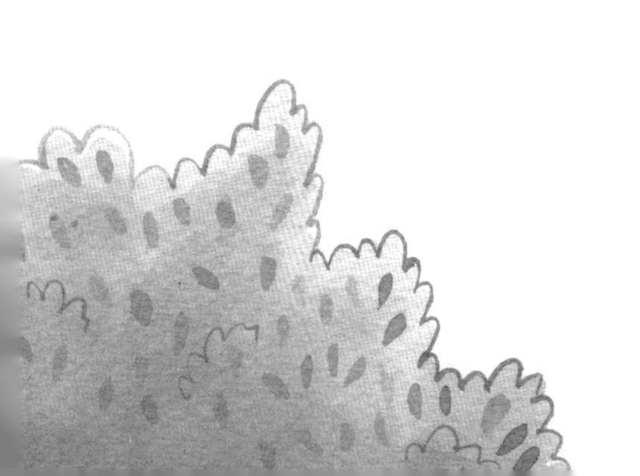

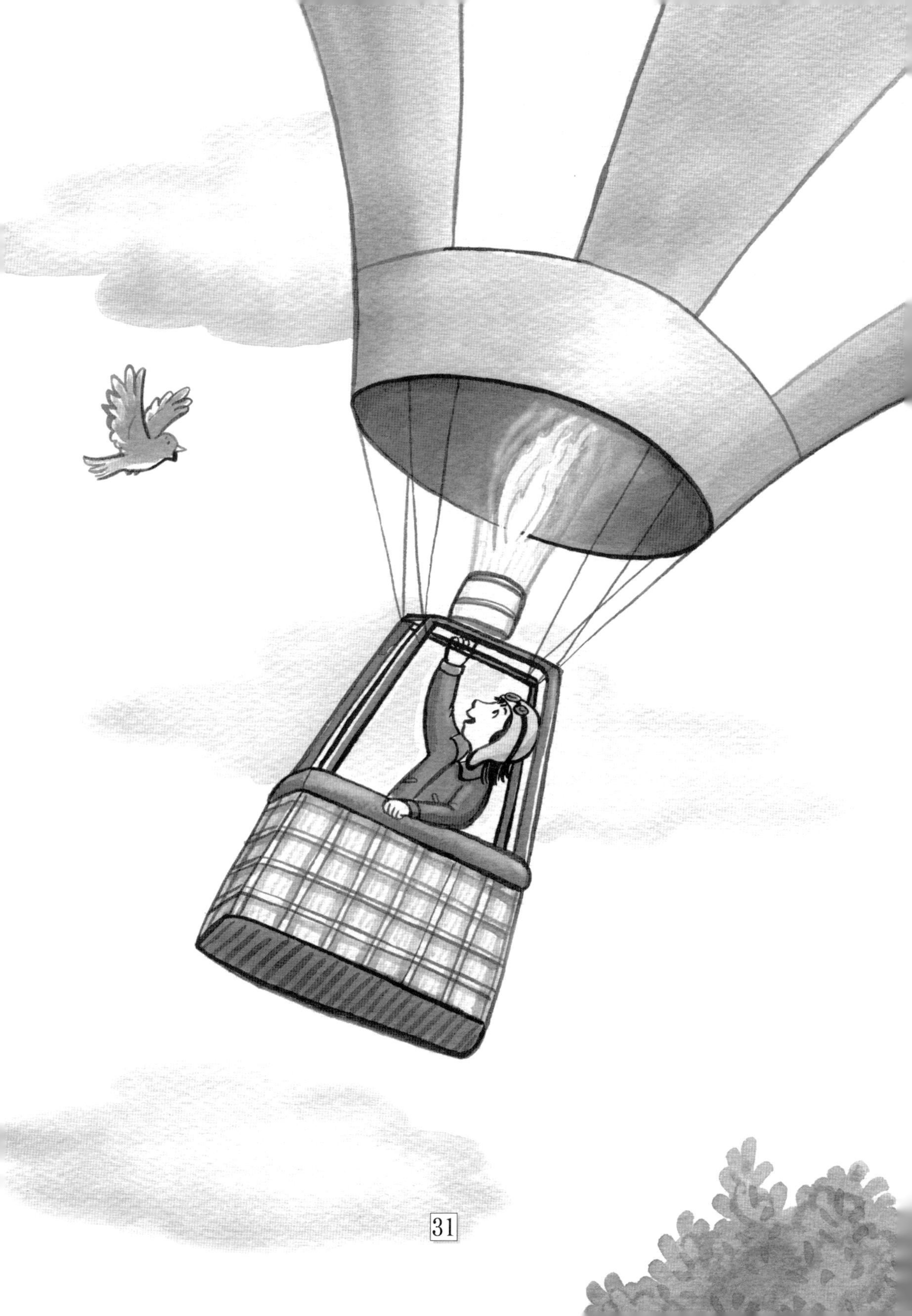

想著振作的想法就像是對自己說話打氣。想像一下，你的好朋友必須要做一件需要勇氣的事，例如上台表演或是參加營隊。你會說些什麼來鼓舞她，幫助她勇敢呢？

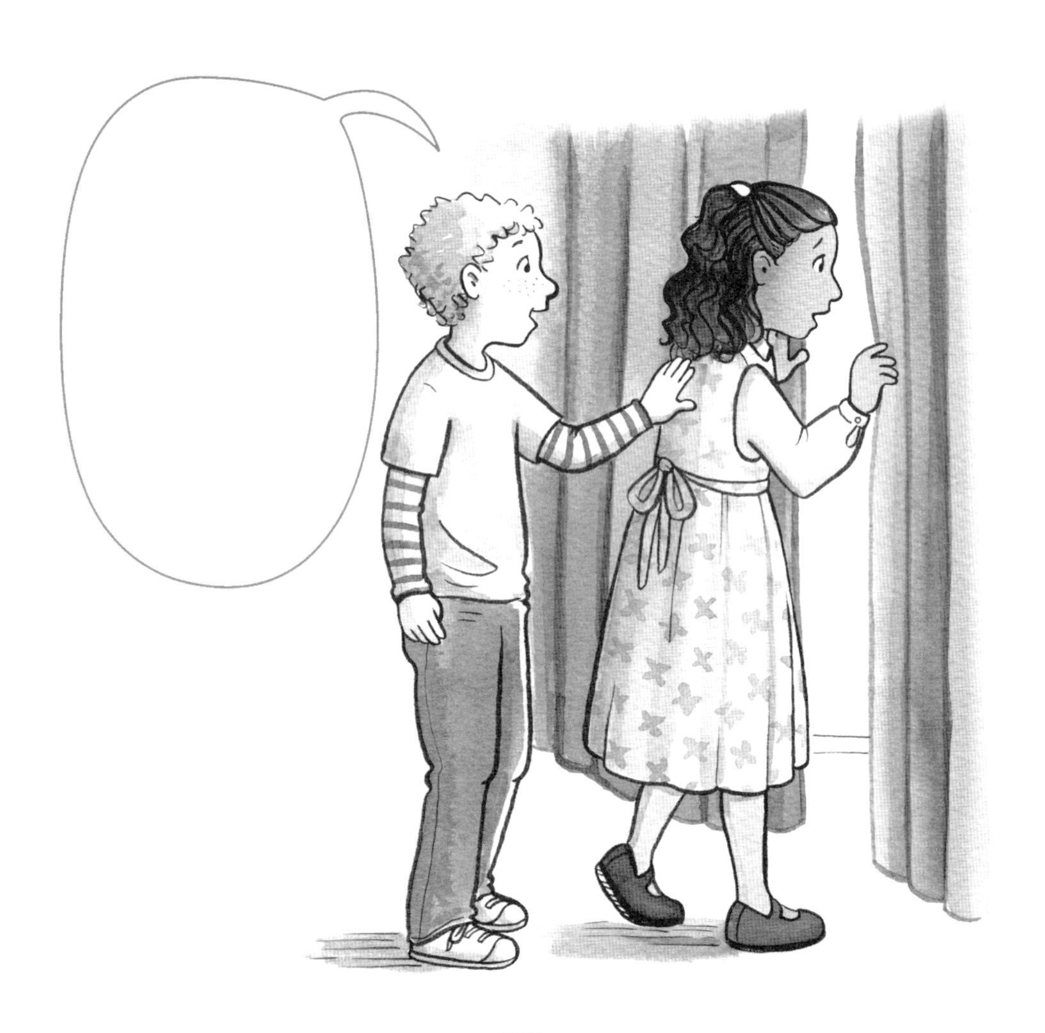

你也可以是自己的好朋友，想些振作的想法、相信自己！振作的想法就是振奮的想法，讓人感到自信、提醒自己有多堅強。

下面是孩子們可以擁有的**振作想法**：

「我將在學校學到好多東西。」

「我可以在下課的時候跟朋友－胡安玩。」

「我可以在美術課的時候畫一幅漂亮的畫送給媽媽。」

「我有機會在朋友家裡看場有趣的電影。」

「我可以在家跟保母一起烤個美味的藍莓派。」

「我獨處的時候很堅強很勇敢。」

「在學校的時候，我有朋友可以依靠。」

「爺爺奶奶很愛我，所以讓我有機會在他們家過夜。」

「只要有心，我一定能做到！」

這些小孩正在想著**無用的想法**！你可以幫助他們利用振作的想法來挑戰**無用的想法**，幫助他們感覺好些嗎？

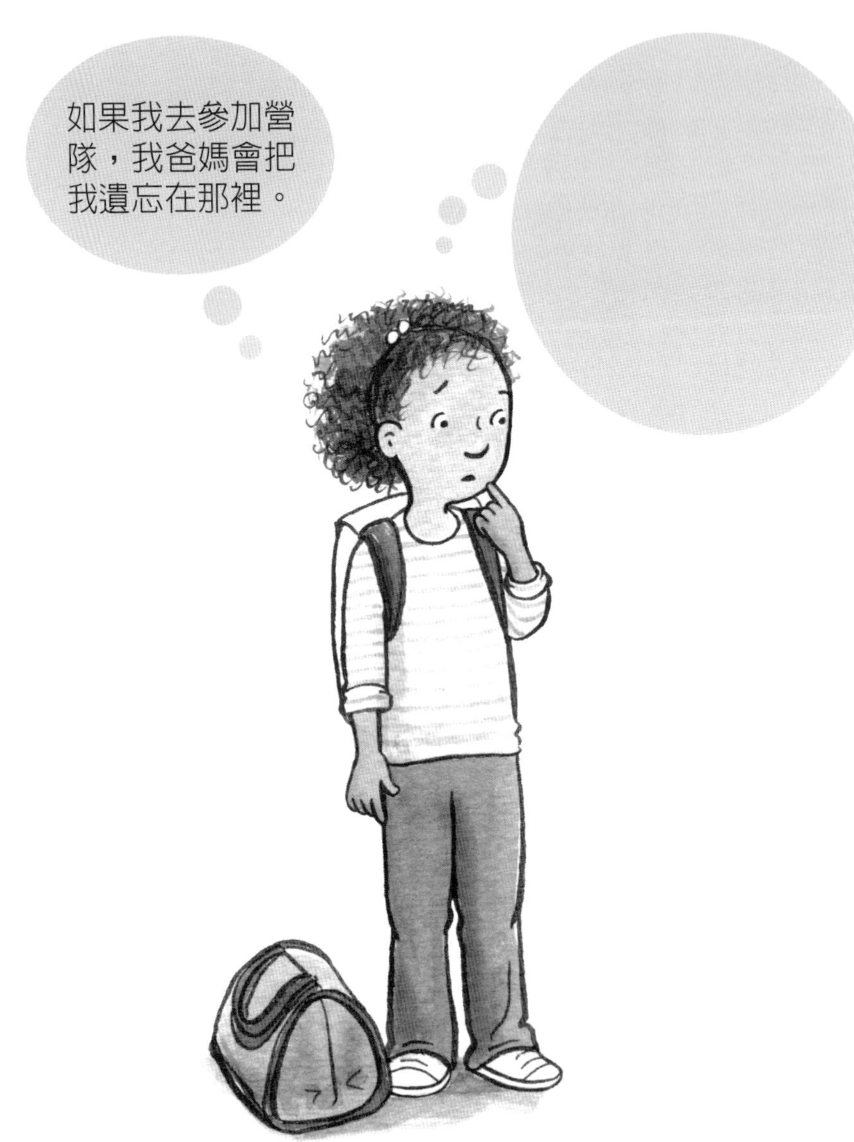

游泳課裡的
人我都不
認識，而且
沒有人喜歡
我。

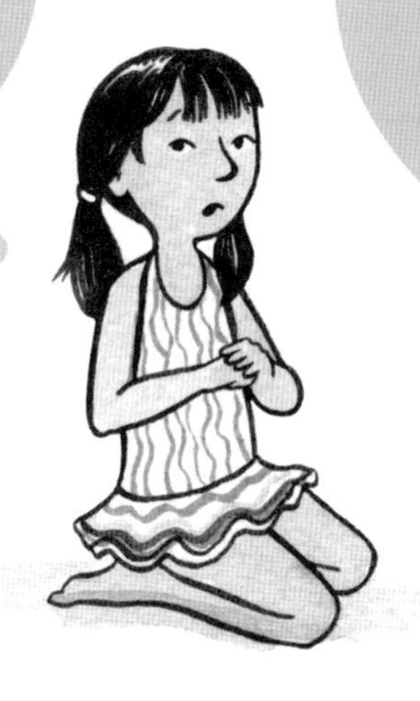

我在學校的時
候，爸爸會跟小
弟弟在一起，開
始偏愛他。

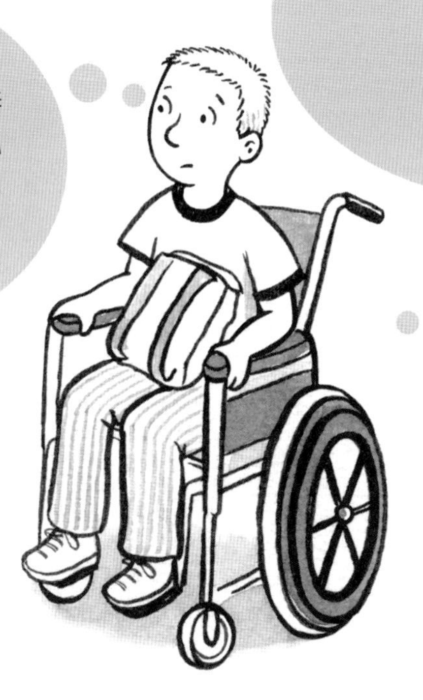

你還可以想到其他的嗎？在每一個熱氣球裡寫下振作的想法，點起火來飛得更高！

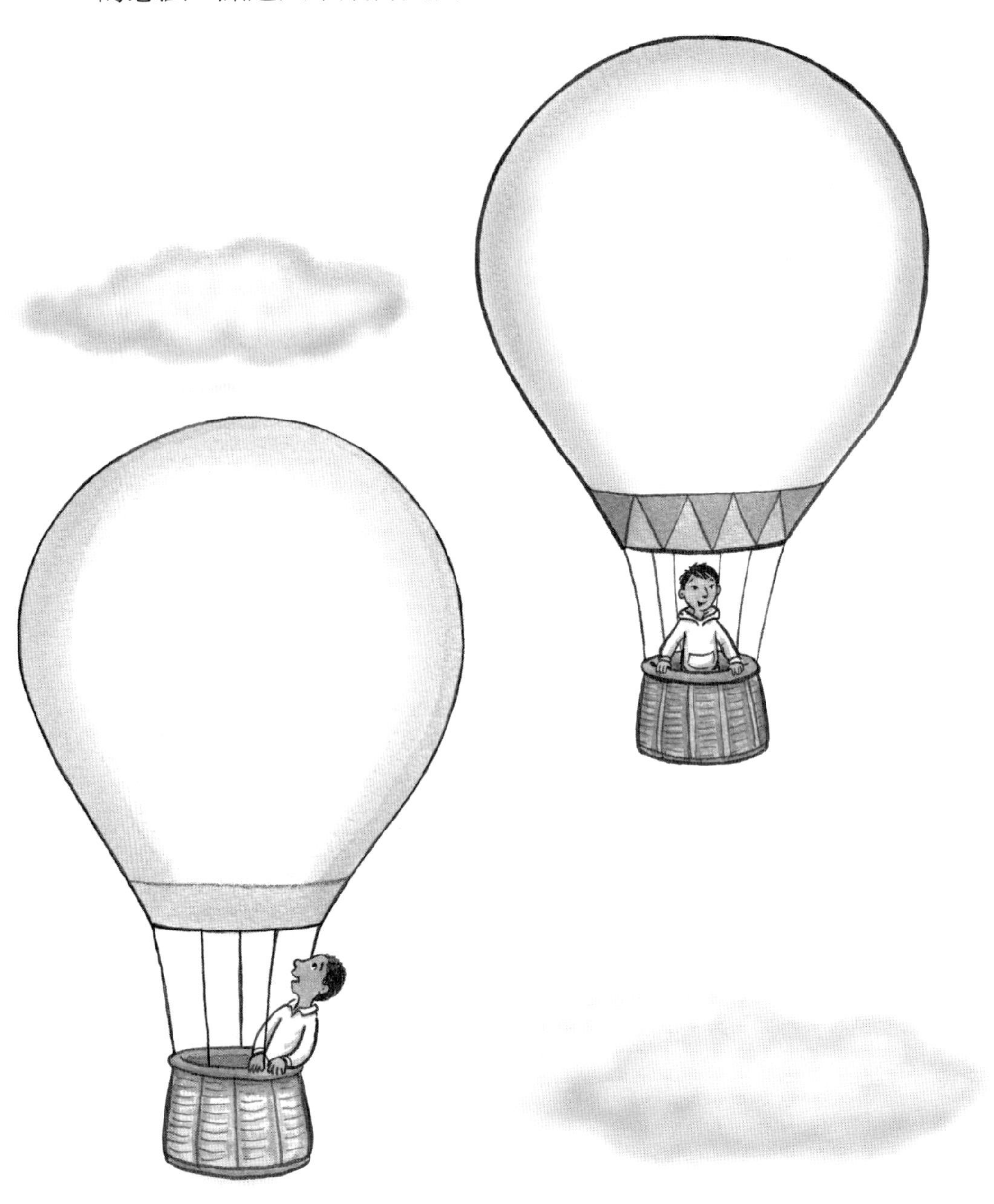

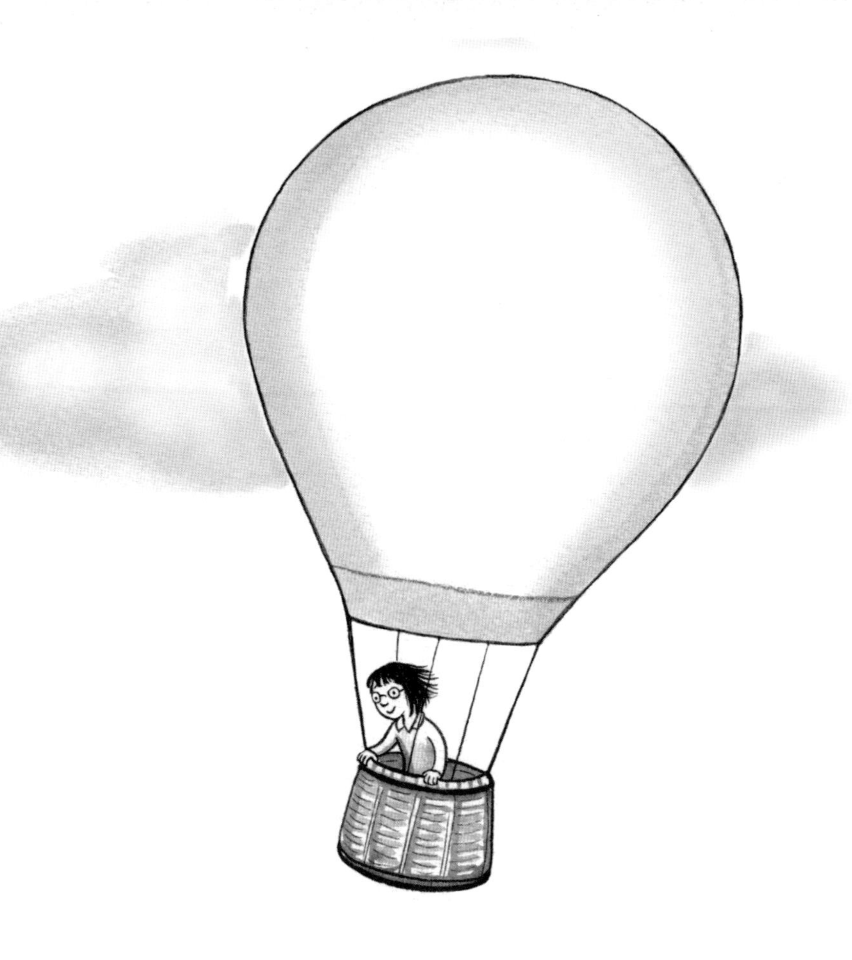

現在拿出索引卡，把你最喜歡的**振作想法**寫在上面，摺起來放在口袋裡。當你想要這些振作的想法來提醒自己時（例如父母準備要出門時），就可以拿出來。如果你比較喜歡，而且有手機的話，也可以記在手機的提醒事項裡，提醒自己想想這些振作的想法。當你開始有**無用**、多雲的想法時，提醒自己有**實際**、**振作的**想法。

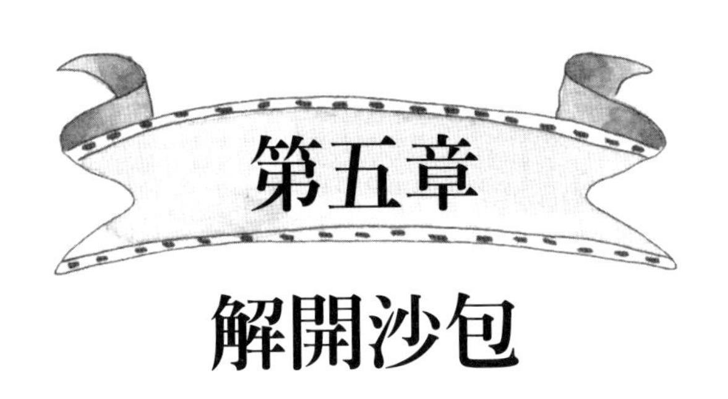

解開沙包

有時候熱氣球旁邊會有用來拉住熱氣球的沙包。如果要飛起來的話，駕駛員第一步要解開這些會把熱氣球往下拉的沙包。

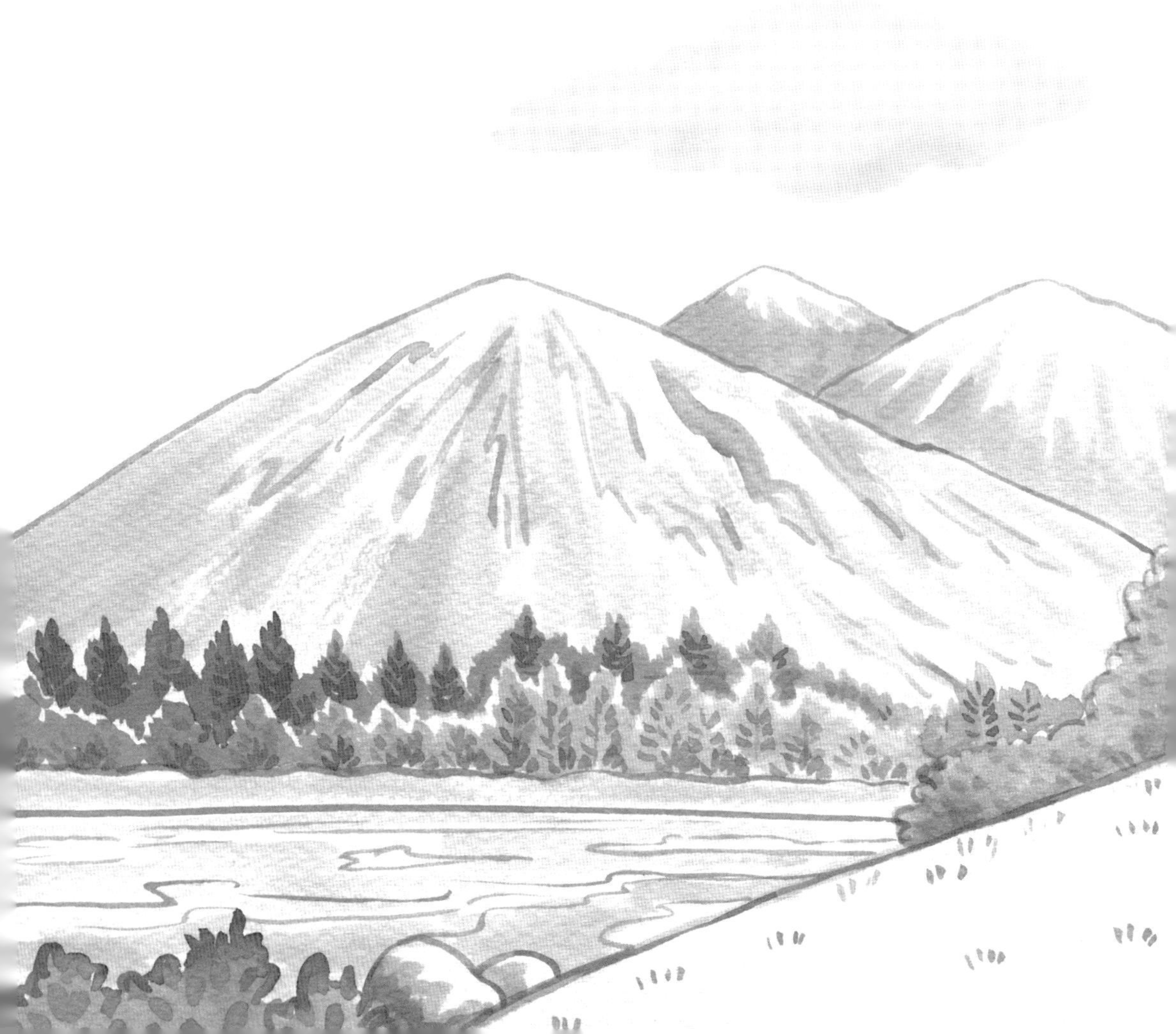

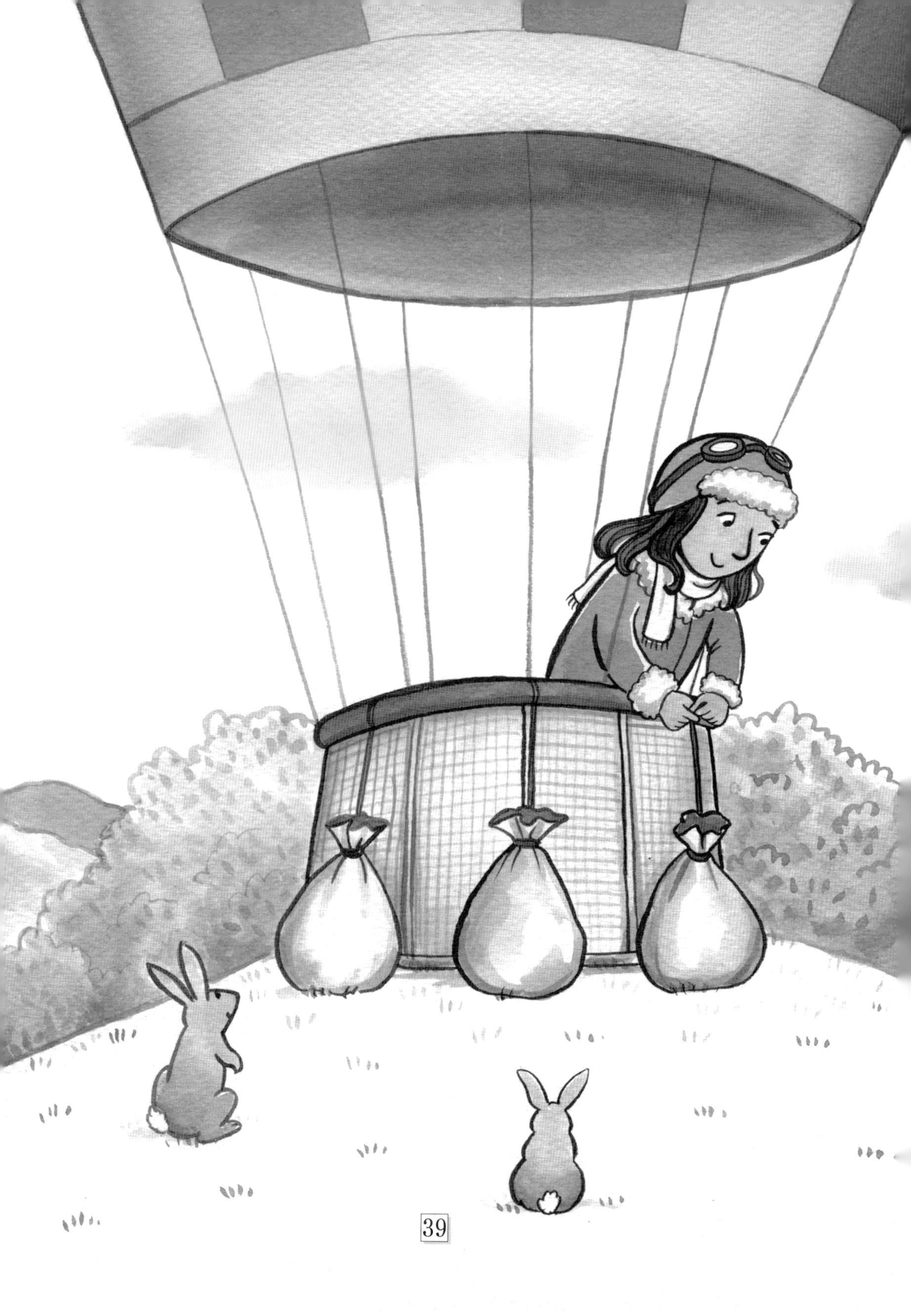

前面兩章都在討論你的想法。現在讓我們來想想看當你必須要離家或離開父母時，可以「**做**」的事。記住，你的想法、感覺與行為彼此互相影響，你**所做的**會影響到你如何**想**與**感覺**。

在獨處、或是離開爸媽而感到焦慮的時候，小孩子可能會做這些事：

- 抓住媽媽，不讓她走
- 對著爸爸大吼大叫，不讓他離開
- 每隔5分鐘就請老師打電話給媽媽
- 假裝生病，這樣爸爸就會回來了

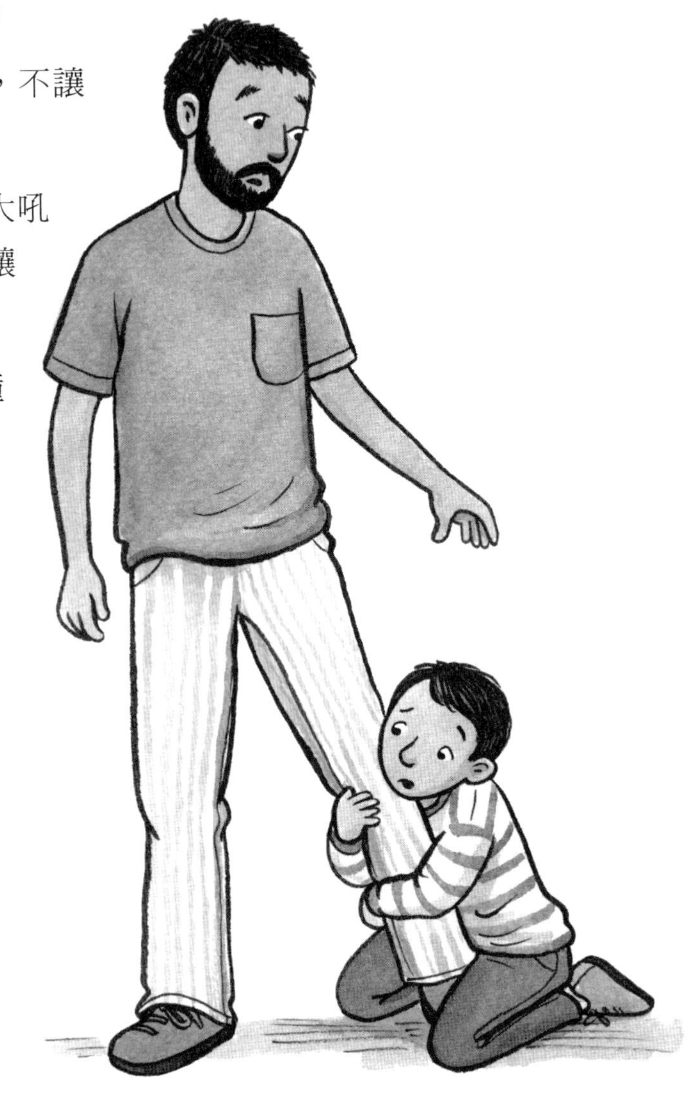

你曾經做過類似的事嗎？這些行爲就像是把熱氣球往下拉的沙包，阻礙了你的飛行。

哪些行爲可能會把你往下拉呢？把這些行爲寫在熱氣球旁的沙包裡。

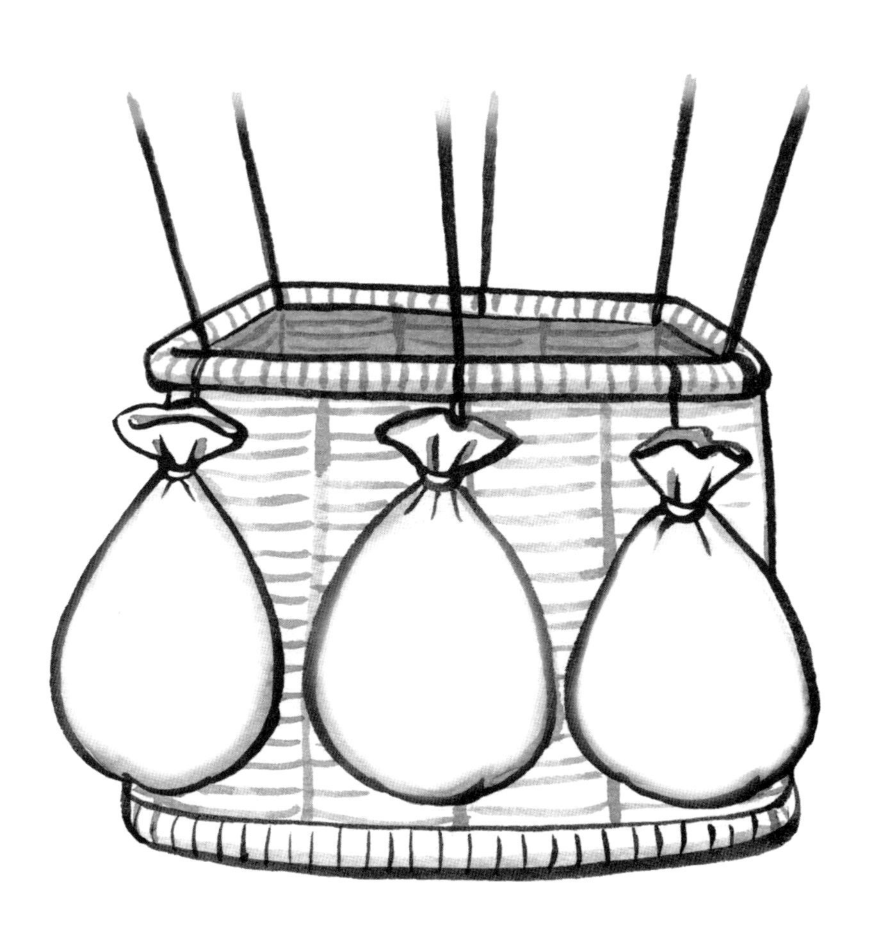

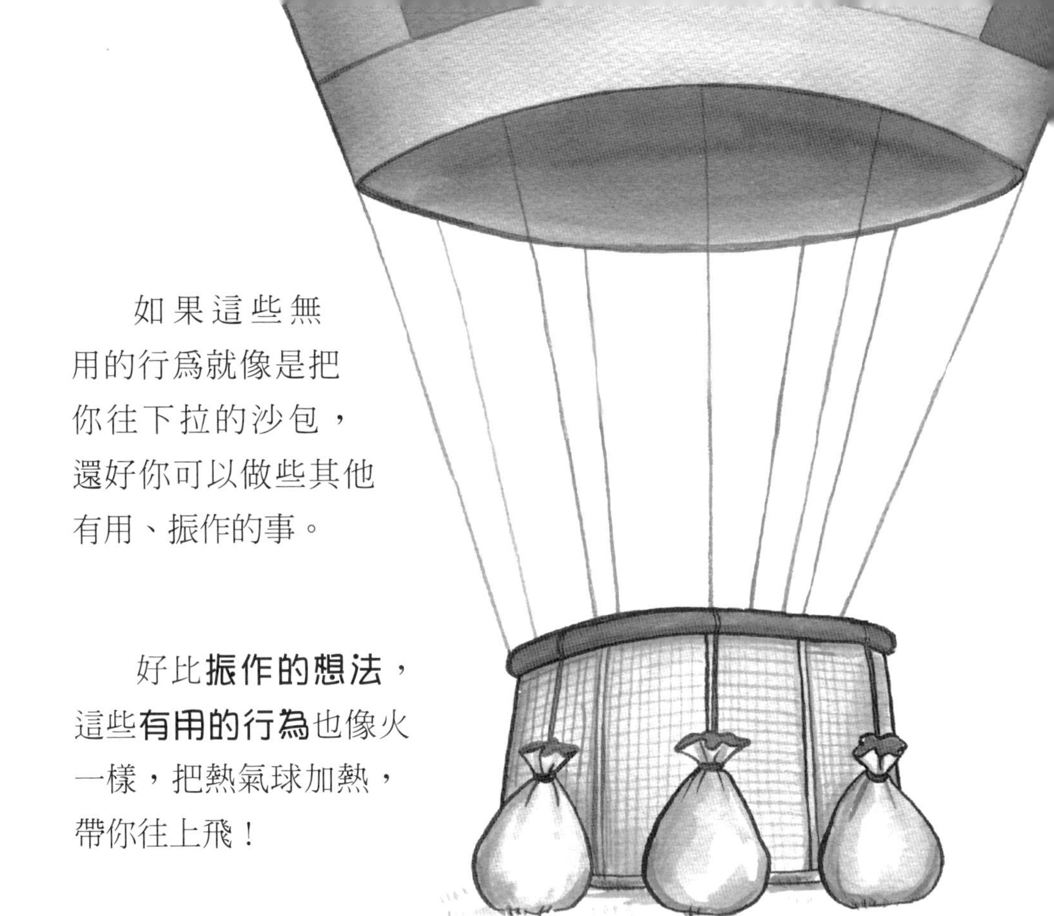

如果這些無
用的行爲就像是把
你往下拉的沙包，
還好你可以做些其他
有用、振作的事。

好比**振作的想法**，
這些**有用的行為**也像火
一樣，把熱氣球加熱，
帶你往上飛！

在你必須離開父母
「之前」，下面是幾個
有用的行爲範例。

你可以在必須去某個地方（例如學校或是自己睡），或是爸媽必須去其他地方（例如外出用餐把你留給保母）之前，做這些有用的行爲。

- 告訴你的父母希望他們有個美好的時光。
- 告訴爸爸你的感覺（傷心、害怕等等），但是你會試著克服。
- 告訴爸媽你會試著勇敢。
- 說：晚點見！
- 給媽媽一個大擁抱，然後進房間裡。
- 深呼吸數到10。
- 告訴老師說你會害怕，但是你會試著克服。
- 請媽媽鼓勵鼓勵你。

有時候，小孩子會認爲說「再見」很難或是很可怕，因爲不知道何時能夠再看到媽媽或爸爸。事實上，在某些語言中不會說「再見」，人們會說「一會兒見」或是「晚點見」。這樣一來很明確的指出你們馬上就會再碰面，分離不是永久的。如果你覺得這有幫助的話，你也可以說「一會兒見！」而不說「再見」。

在你離開父母的「**期間**」，也可以做些**有用的行為**，例如：

- 讀你最喜愛的故事書
- 在爸媽回來時給他們一個驚喜
- 玩你最喜歡的遊戲
- 深呼吸
- 抱抱朋友
- 摟住寵物跟牠玩
- 跟保母玩
- 在下課的時候玩遊戲
- 聽音樂或創作音樂
- 做學校功課
- 跟同學用電話聊天
- 抓住幸運之物，例如特別的貝殼或石頭
- 將雙手的肌肉用力，然後放鬆；以此類推，用在別的肌肉上（臉部、手臂、腿、腹部）
- 運動一下，例如開合跳或是原地跑
- 整理你的書和玩具，這樣才不會被自己的東西嚇到在父母離開之前或是你們分開的期間，你想得到其他**有用的行爲**嗎？

之前

____

____

____

____

____

____

期間

____

____

____

____

____

____

記得想法、感覺與行動的圈圈嗎？現在你知道一些有用的想法與行爲，讓我們來看看彼此如何互相影響。

艾里斯的父母要去學校參加親師座談晚會，所以他必須自己跟保母待在家。剛開始，他很擔心，不想要自己一個人。他哭著拉住媽媽不放手。

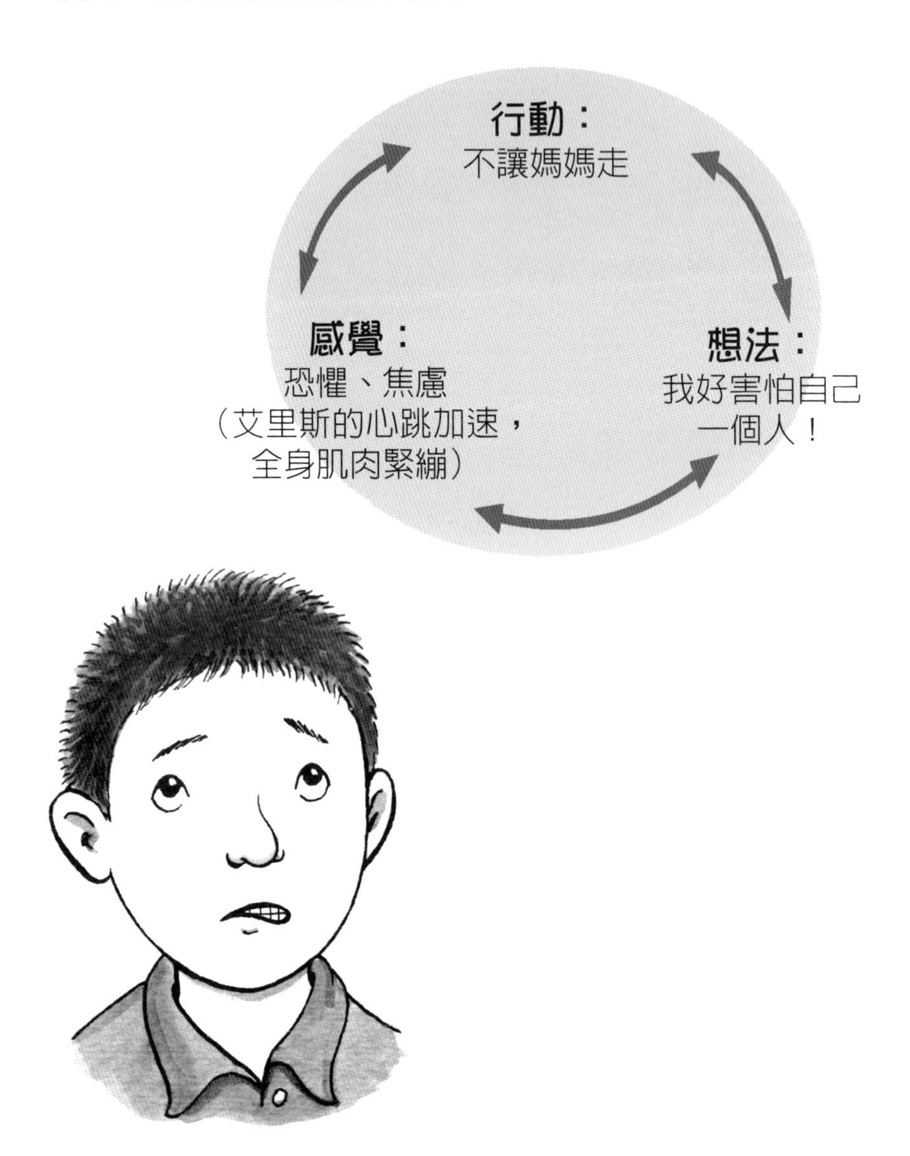

但是，當他試著做**有用的行為**時，看看他的感覺與想法是如何改變的：

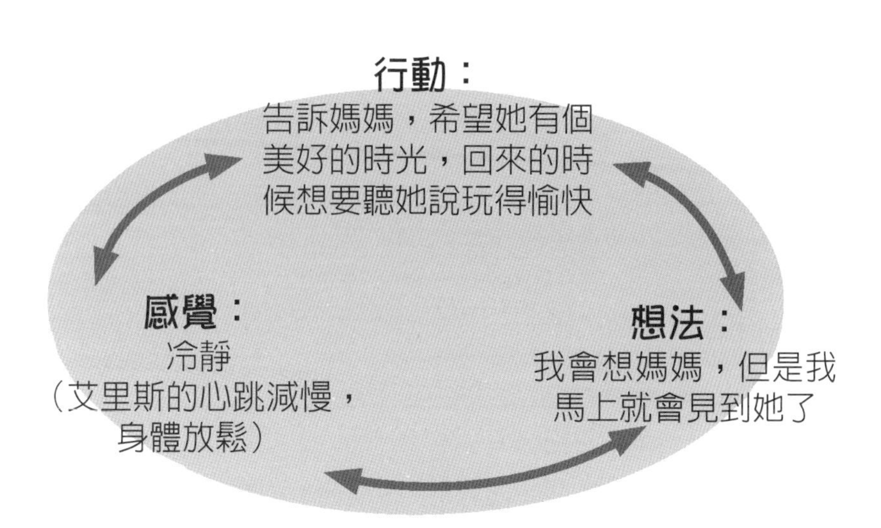

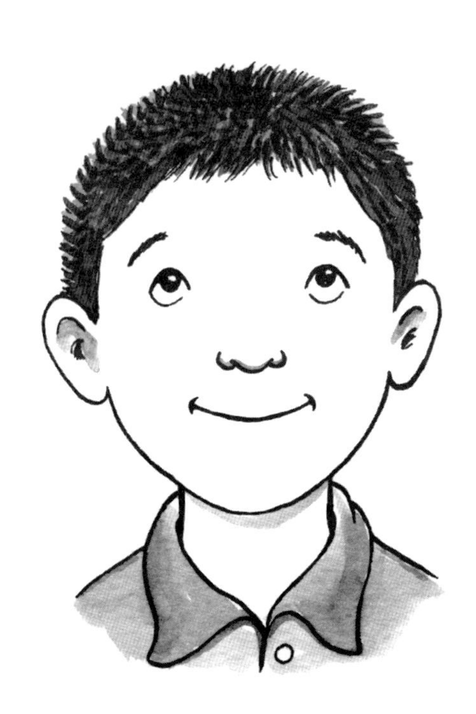

讓我們來幫艾里斯吧！你覺得這些行爲如何影響他的想法和感覺呢？

行動	→ 想法	→ 感覺
畫張圖，等媽媽回來時送給她。	____________	____________
	____________	____________
	____________	____________
	____________	____________
	____________	____________

行動	→ 想法	→ 感覺
選些遊戲可以跟保母一起玩。	____________	____________
	____________	____________
	____________	____________
	____________	____________
	____________	____________

行動	→ 想法	→ 感覺
用樂高搭出一個建築物，等媽媽回來時秀給她看。	____________	____________
	____________	____________
	____________	____________
	____________	____________
	____________	____________

現在換你了。接下來幾天，當你必須離開爸媽時，寫下你做了些什麼、你的想法和感覺（包括你身體哪個部位有什麼感覺）：

	時間1	時間2	時間3
我在哪？			
我做什麼？			
我想什麼？			
我感覺到什麼？			

你有試著用**實際的想法**、**振作的想法**或是**有用的行動**來讓你感覺好些嗎？

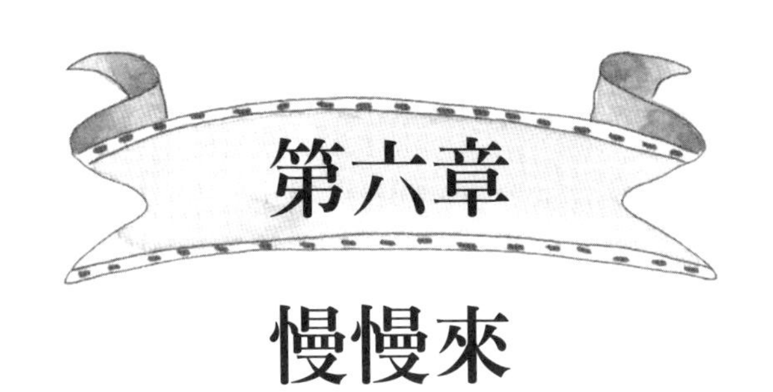

第六章

慢慢來

想像一下，你的熱氣球在高空飛著。

慢慢的，越飛越高，看著下面的樹變得越來越小，最後你可以看到整片的森林！

駕駛熱氣球**不**像開賽車；賽車是要試著趕快抵達終點結束，但是你可以慢慢地搭著熱氣球，享受風景與視野。

事實上，當你練習時，慢慢來是很重要的，那樣才能讓你習慣身處高處！

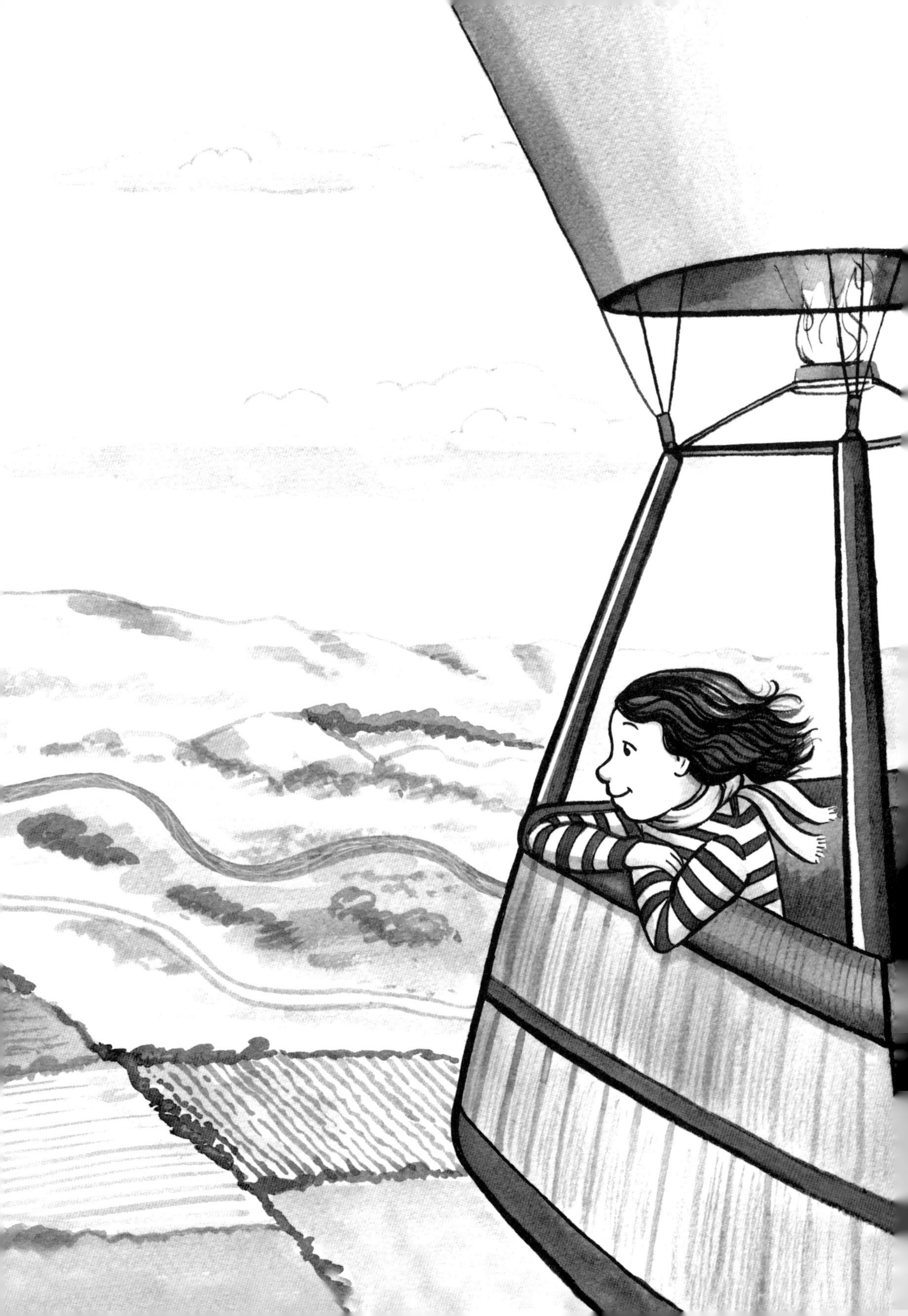

讓我們來想想看那是怎樣運作的。

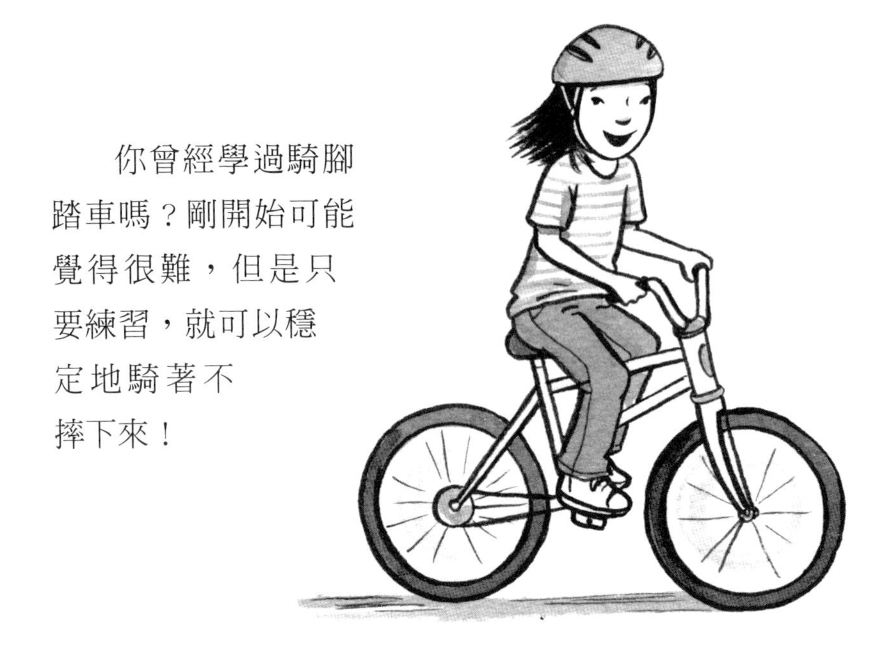

你曾經學過騎腳踏車嗎？剛開始可能覺得很難，但是只要練習，就可以穩定地騎著不摔下來！

就跟學游泳一樣——一開始覺得很難，但是只要練習，就可以踩水，甚至游狗爬式呢！

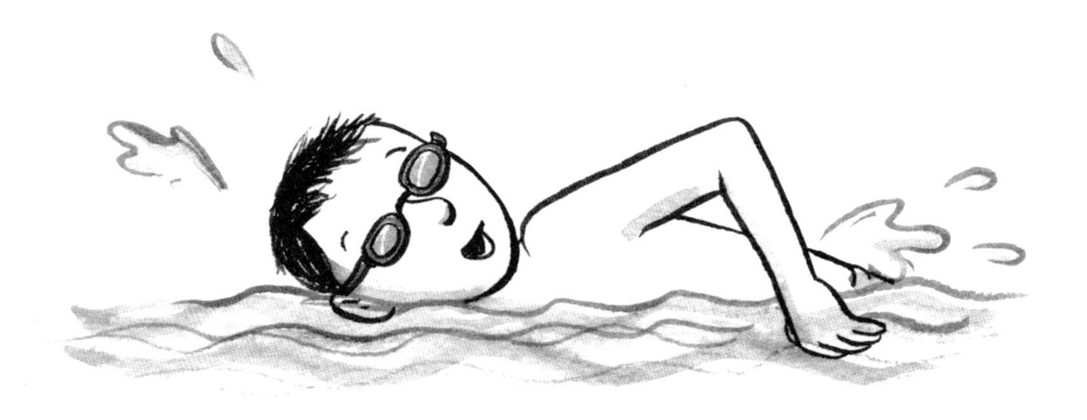

你可以想到其他剛開始覺得很難，但是只要練習就可以進步的事嗎？

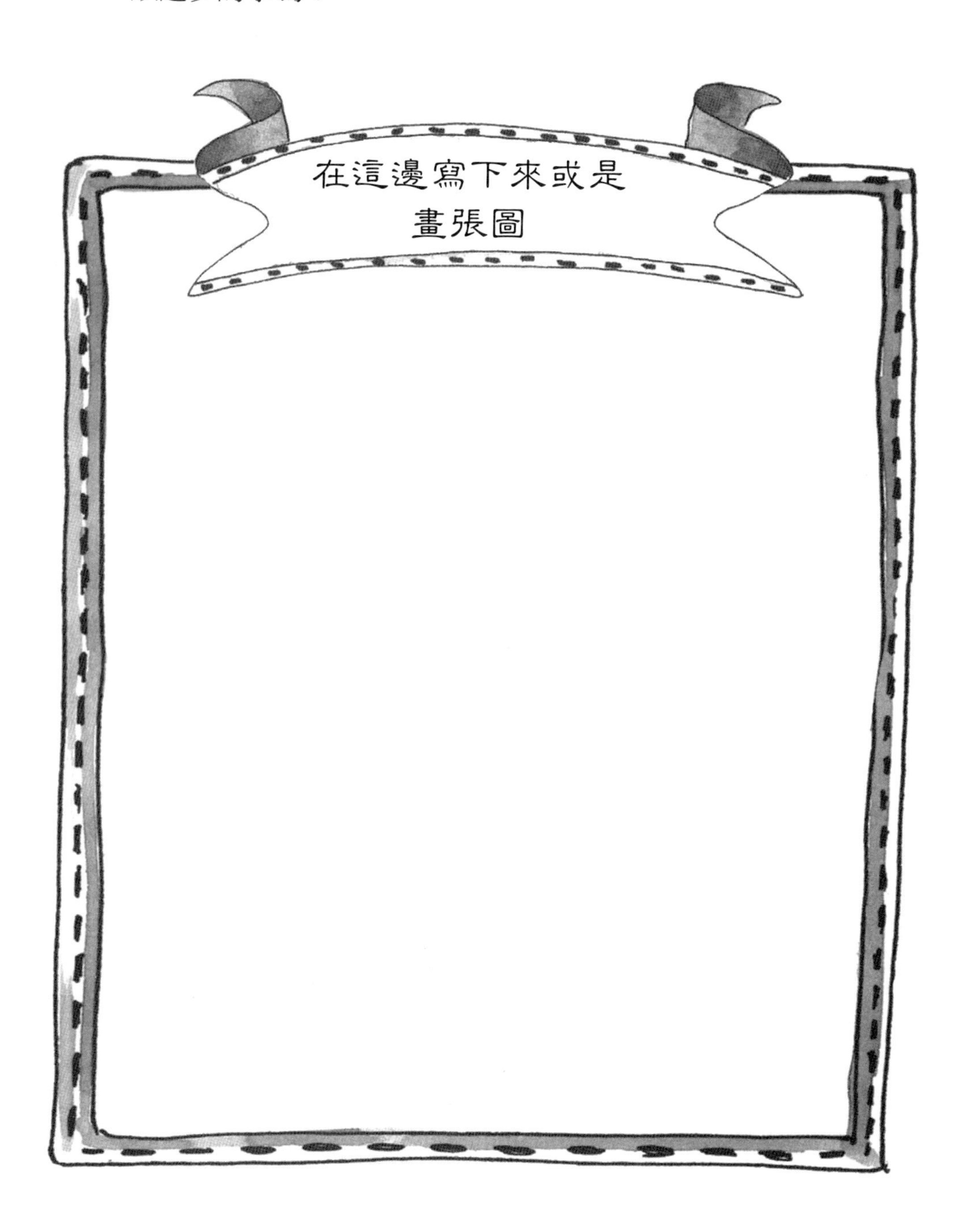

想想看有什麼事讓你剛開始很害怕（或是當你學騎腳踏車、游泳、或是前一頁所畫的活動時的感覺），現在利用下圖來表示你有多害怕。剛開始嘗試時，你有多害怕？在左邊的圖中圈起來。練習一段時間後，你有多害怕呢？這次在右邊的圖中圈起來。現在，將兩點用線連起來。

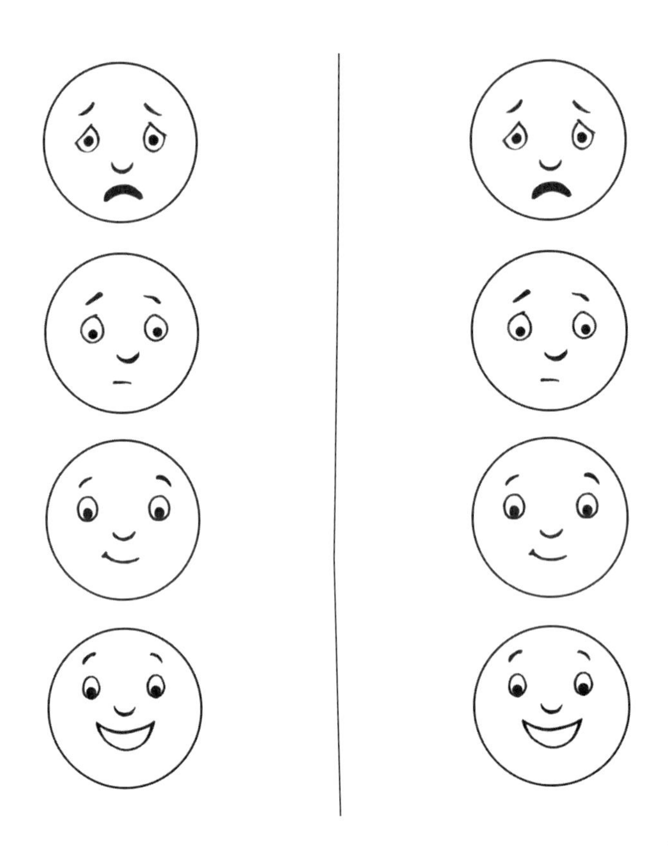

看看恐懼如何隨著時間而下降？你可能記得練習越久就越不感覺害怕。

接下來想看看當你離開爸爸或媽媽的時候，你的恐懼會有什麼變化呢？

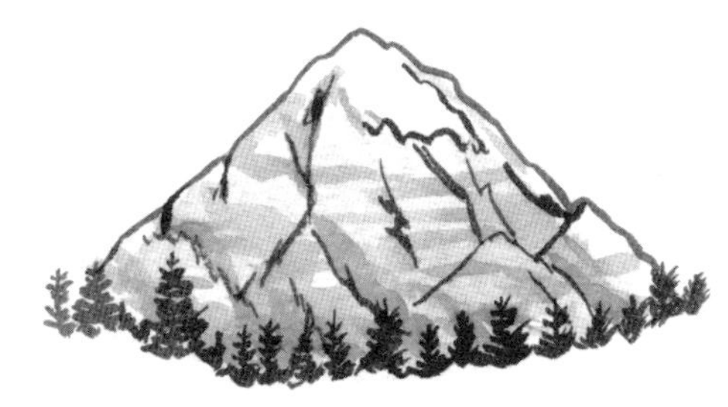

你可能認爲你的焦慮感很重，而且會一直存在，像山一樣永遠不會消失：

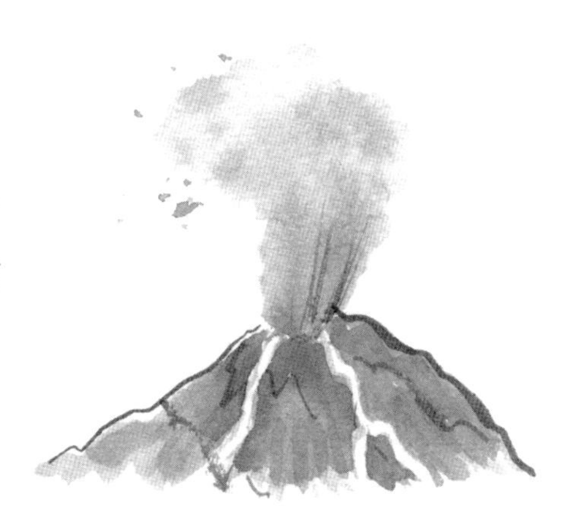

或是你認爲隨著時間流逝，焦慮感會越糟，就像是爆發的火山：

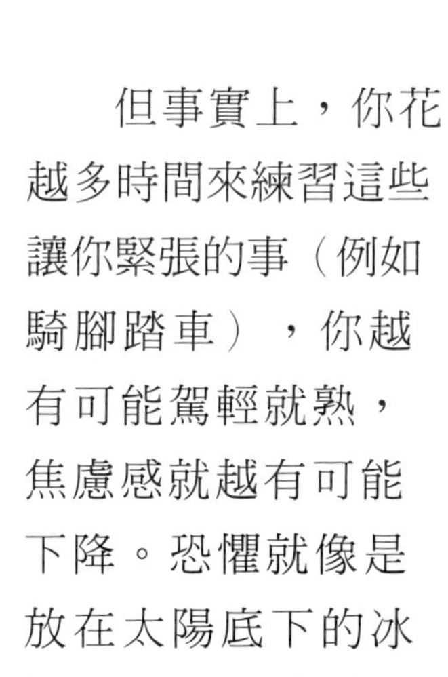

但事實上，你花越多時間來練習這些讓你緊張的事（例如騎腳踏車），你越有可能駕輕就熟，焦慮感就越有可能下降。恐懼就像是放在太陽底下的冰塊一樣——實際上會隨著時間而變小！

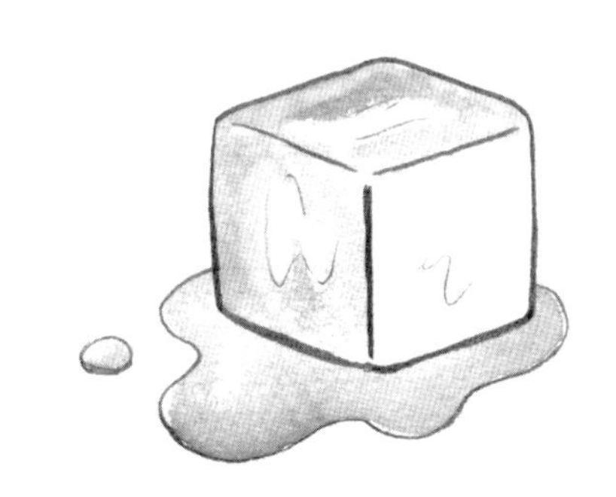

瑪雅是個害怕去參加不過夜夏令營的小女孩，但是她知道練習的重要。她討厭一大早就要去夏令營，她一直哭一直哭，鬧著說胃痛，直到媽媽讓她留在家爲止。那天她覺得好多了，猜看看，隔一天當她還是必須要去營隊時發生了什麼事？她的焦慮感還是存在——事實上，比前一天還要強！

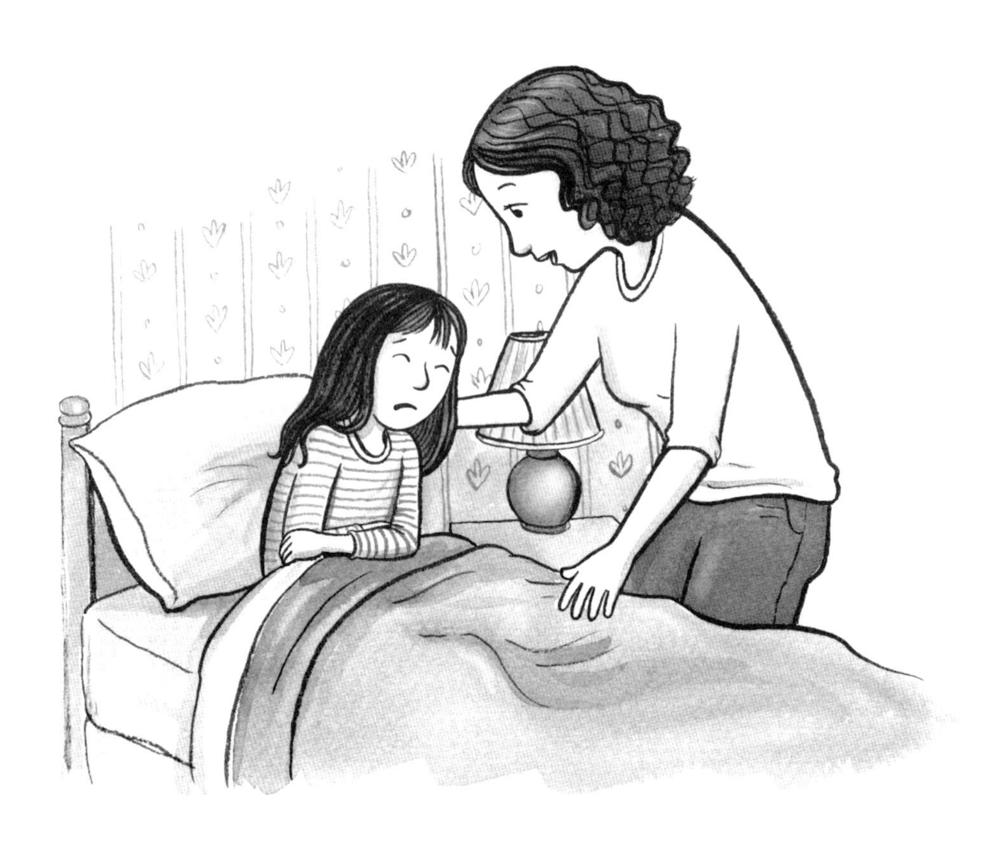

那代表瑪雅的恐懼並未眞的被擊敗，留在家裡看起來像是有用的，但事實上這並非是個妥善、永久之計，因爲當你避開了害怕的事，恐懼還是會回來。

瑪雅決定在營隊第三天開始前練習。

她跟媽媽前一天晚上在家裡練習道別，然後隔天一大早就到營隊，所以她可以在其他小朋友到來之前，練習走進去。

她很勇敢，從此以後每天都走進營隊，發現接下來幾天，她的焦慮感慢慢融化消失了。

這週快結束時，她對於參加營隊感到很興奮，而且說再見再也不困難了。

當你不練習從事這些害怕的事，你的恐懼可能會越來越大。也就是說，如果你不練習騎腳踏車，或是駕駛自己的熱氣球，你的技能就會生鏽，下次就要花更大的力氣來記得該怎麼做。爲了要擊敗焦慮，你必須要練習。你可以用**實際的想法**、**振作的想法**與**有用的行動**來幫助你習慣——甚至可能是享受——一些讓你感到焦慮的眞實情境。練習得越多，就會越容易，就像是騎腳踏車或是駕駛熱氣球！即使是很困難或是剛開始看起來很可怕，焦慮是可以被擊退的。

當你學習如何騎腳踏車時，你不會輕易放棄，而且不斷練習，你的恐懼感會隨著時間而變小。就像是練習騎腳踏車一樣，如果你一直不斷練習，對於離開父母的恐懼感也會變小。不要逃避恐懼，挺身而戰。如果一直做一些讓你焦慮的事，就稱爲**面對你的焦慮**。面對焦慮可以讓它隨著時間而變小。

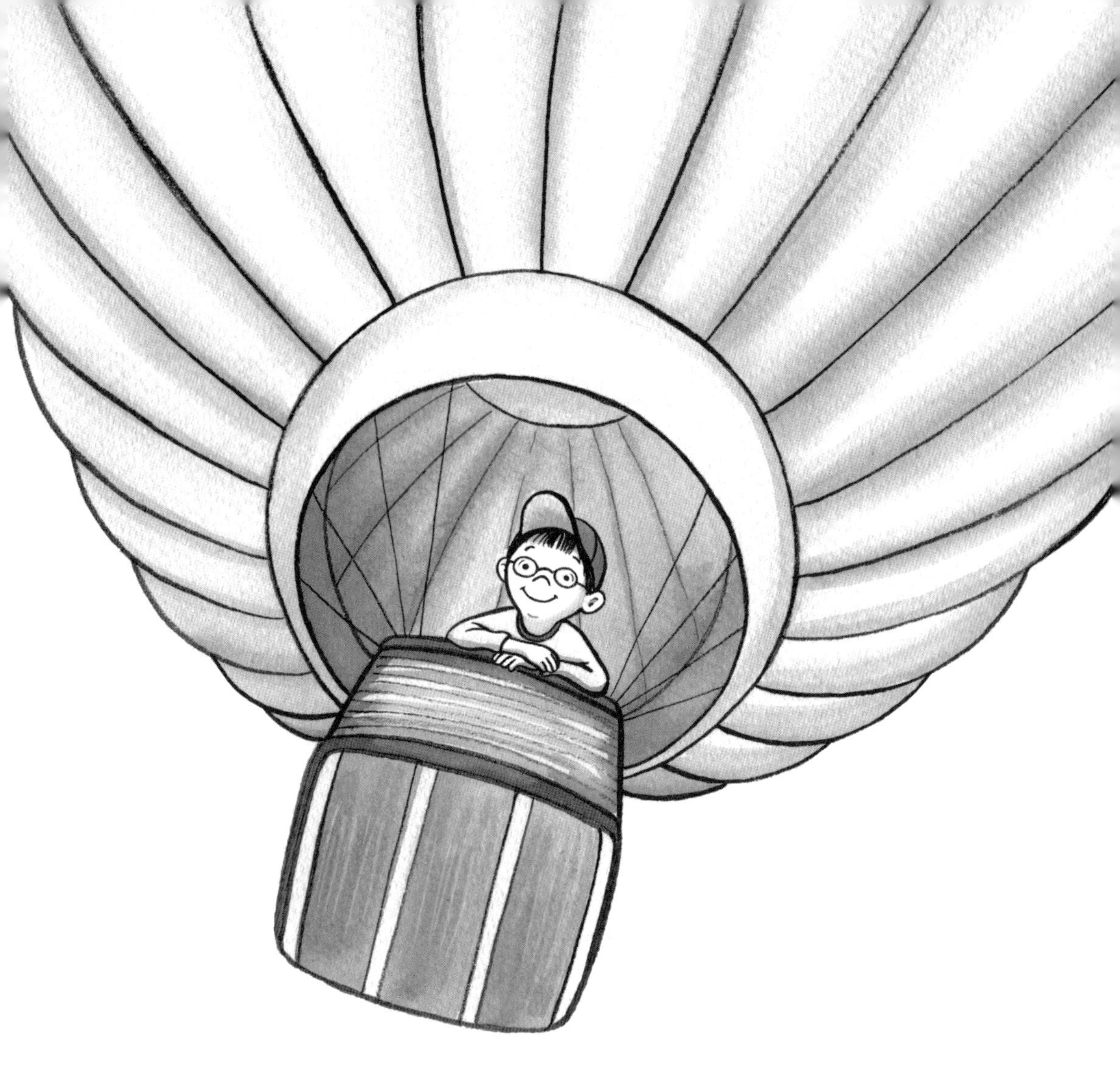

下一章將擬定飛行計劃來練習擊退焦慮。你越常練習面對焦慮，焦慮就會越快消失，然後你就會覺得駕駛自己的熱氣球很好玩！

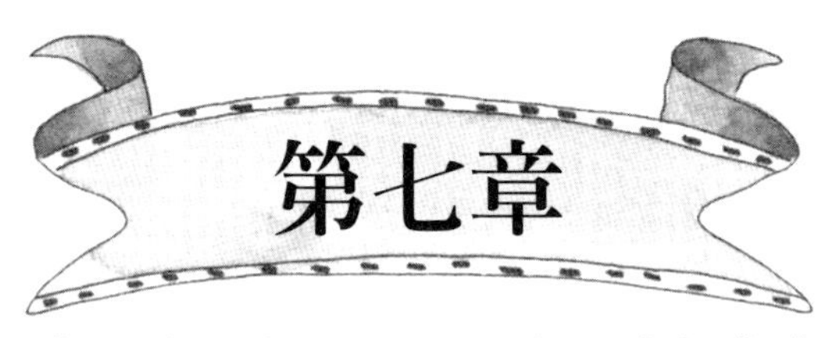

第七章

擬定你的飛行計劃

想要成為一個飛行專家，關鍵就在於累積很多飛行時數——這代表花很多時間在熱氣球上練習飛行。但是，當新手駕駛剛開始飛的時候，他們無法一下子就飛得很高。剛開始低空飛行，然後慢慢的，一點一點地增加高度。

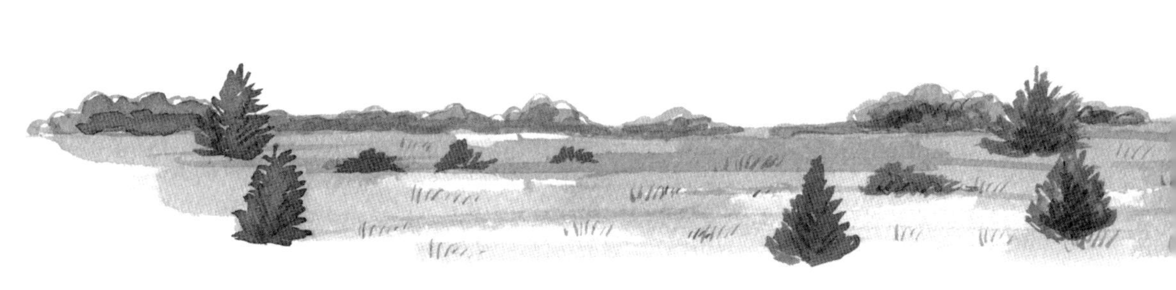

這跟練習獨立一樣，你可以先挑件不那麼難的事開始練習。應該是有一點難度的就好，這樣你就可以挑戰自我。接著挑件稍難些的，更上一層樓。你可以試著一步一步來，逐漸達成目標。

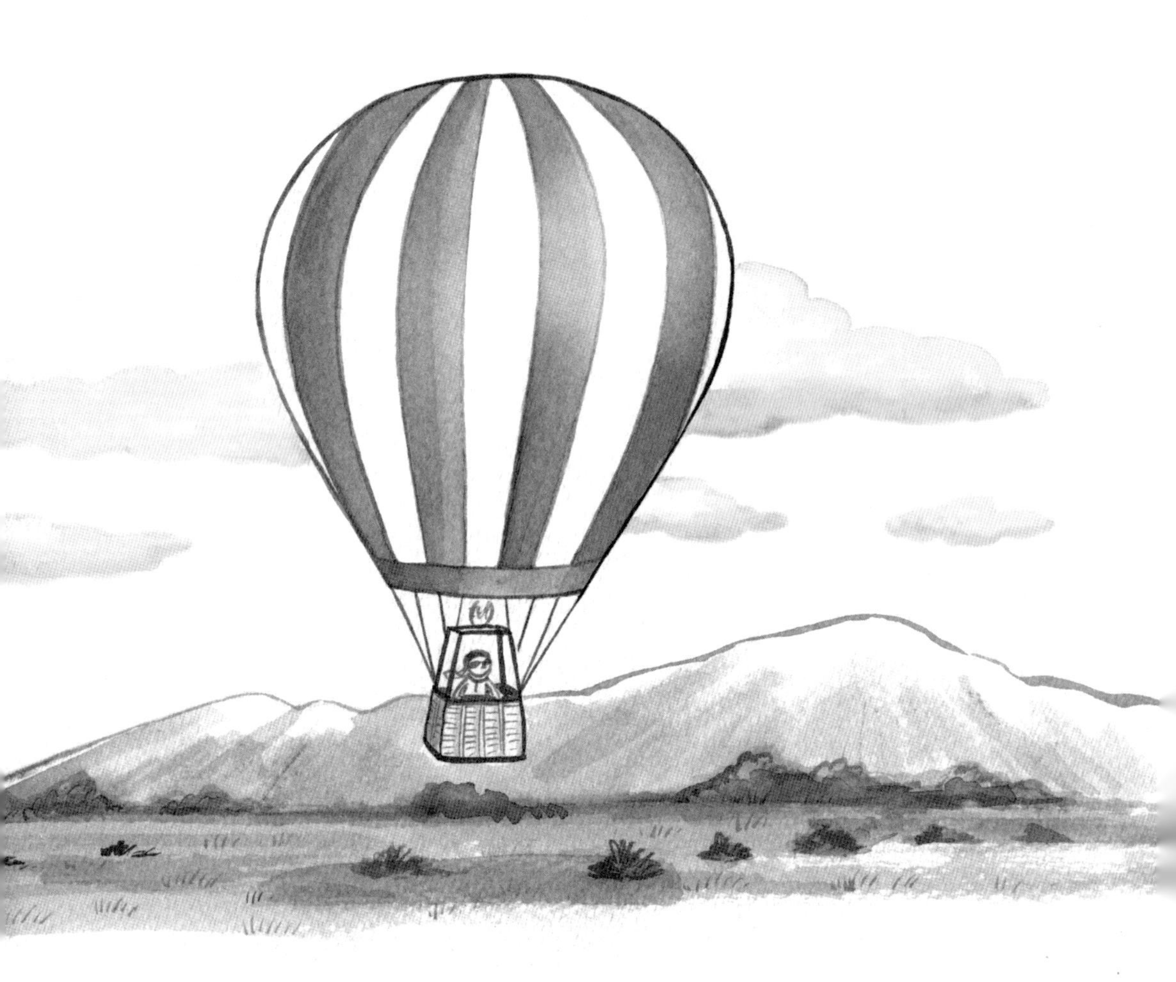

想想看你想要勇敢的情境。

你可以回頭看看第一章自己寫的來尋找點子。

想一下某些困難的情境，但也想一下那些情境不**太**困難但是還是會讓你有點焦慮，例如：

- 困難：在朋友家過夜
- 不是**很**難：在朋友家吃晚餐或是看電影
- 困難：跟保母在一起幾個小時
- 不是**很**難：跟保母一起待個15分鐘可能容易多了
- 困難：整晚獨自待在自己的房間
- 不是**很**難：在自己的房間單獨玩個15分鐘

試著想出3-6種你希望勇敢的情境。

1. ______________________________

____

2. ______________________________

____

3. ______________________________

____

4. ______________________________

____

5. ______________________________

____

6. ______________________________

____

現在，我們將用溫度計來了解你在每種情境下的恐懼程度，然後依順序排列。把最容易的情境放在溫度計的下面，最難的放最上面。確認一下簡單的、中等的與困難的情境各有1-2個。

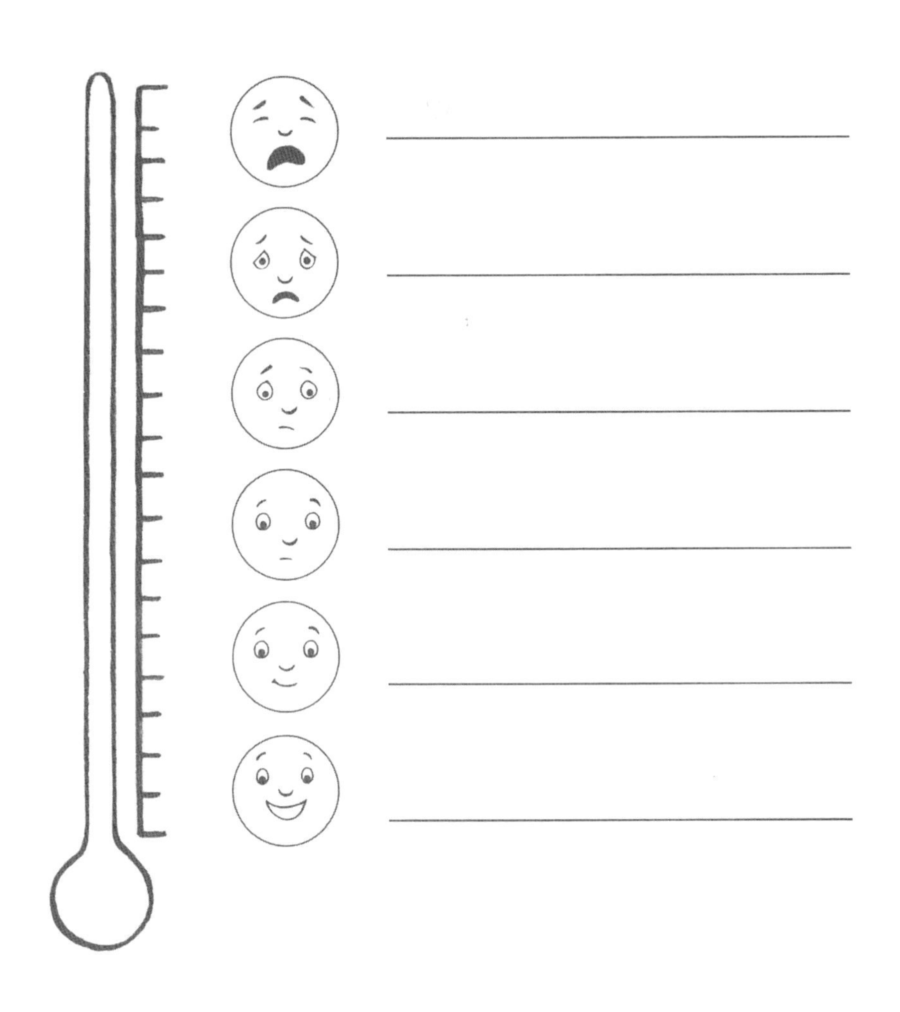

這些情境構成了累積飛行時數的飛行計劃，從最簡單的開始！

現在我們要選個情境來練習，從最簡單的開始。

首先來看看你想到用溫度計的情境，跟媽媽或爸爸，或是跟你一起看這本書的大人一起檢視。

一個一個檢視，然後一起決定哪些要挑出來練習，先後順序該如何安排；從最簡單但仍然會讓你很緊張的情境開始。

在70-71頁的飛行計劃中，把這些情境寫在左邊那欄。同時也記下誰會在那裡，他們會做些什麼。

讓我們來看看伊莎貝拉如何填寫她的飛行計劃。

伊莎貝拉的飛行計劃

在練習之前填妥

情境	誰會在那裡，他們會做些什麼？
在媽媽出門的時候跟保母待個20分鐘	• 我、媽媽和保母 • 保母會到家裡來，媽媽親我一下，抱著我說再見，然後馬上離開家門
媽媽在家的時候跟保母出去散步1個小時	• 保母、媽媽 • 保母到達，媽媽抱著我然後說「晚點見」，然後我跟保母迅速離開
在朋友家過夜	• 朋友，朋友的媽媽，我的爸爸 • 朋友和她媽媽會來接我，爸爸會待在家裡，我們會說再見、擁抱，爸爸會給我一個幸運石讓我留存

我會怎麼想和做？	你要練習離開多長時間	在每次練習後填寫 剛開始的恐懼（1-10）	 練習結束後的恐懼（1-10）
告訴媽媽我們馬上再會，提醒自己很勇敢，可以自處，跟保母玩桌遊	20分鐘	3	1
看著我的振作想法小抄，對著保母唱我最喜歡的歌曲	1個小時	5	2
將石頭放在口袋裡，跟爸爸擊掌。想著「我會在朋友家玩得很開心，當我回家時爸爸會在此等我。」	過夜	9	3

注意到在「我會怎麼想和做？」這欄中，伊莎貝拉的想法。你可以利用第3-5章所學到的策略來練習飛行，利用實際的想法來挑戰那**無用的想法**；利用**振作的想法**來振奮自己；或是採取**有用的行動**，例如玩遊戲、看看寫有**振作想法**的小抄、抱著一隻幸運泰迪熊、或是跟保母聊天。你必須要決定什麼會幫助你勇敢、駕駛自己的熱氣球。伊莎貝拉的想法對你有用嗎？

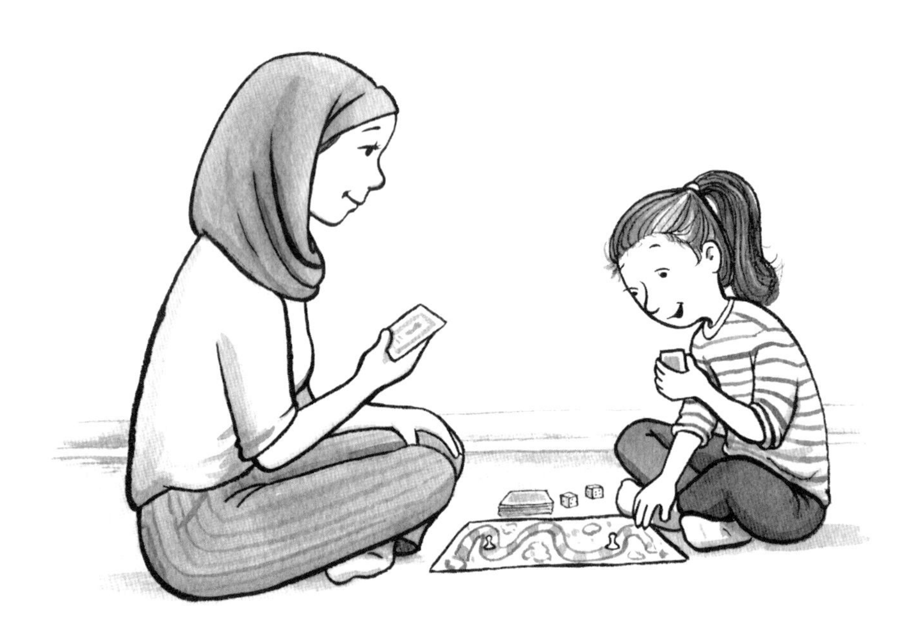

接著輪到你了！跟媽媽或爸爸一起在下一頁填寫飛行計劃。你可以多影印幾張，這樣你就可以替很多情境擬定計劃。

先選一個你練習過，但是還是會令你緊張的簡單情境，然後再進階到較難的情境。想看看你可以怎麼想、怎麼做來加熱氣球、幫助飛行。記得要用**實際的想法**、**振作的想法**與**有用的行動**！

而且，馬上開始練習。拖太久才離開的話，可能會讓情境變得更加困難。事實上，光是**想到**要分離時所感覺到的焦慮**可能比**實際要分開時的焦慮更難克服。

先將最後兩欄空著不寫，在後面幾行替中等或是較困難的情境擬定計劃。

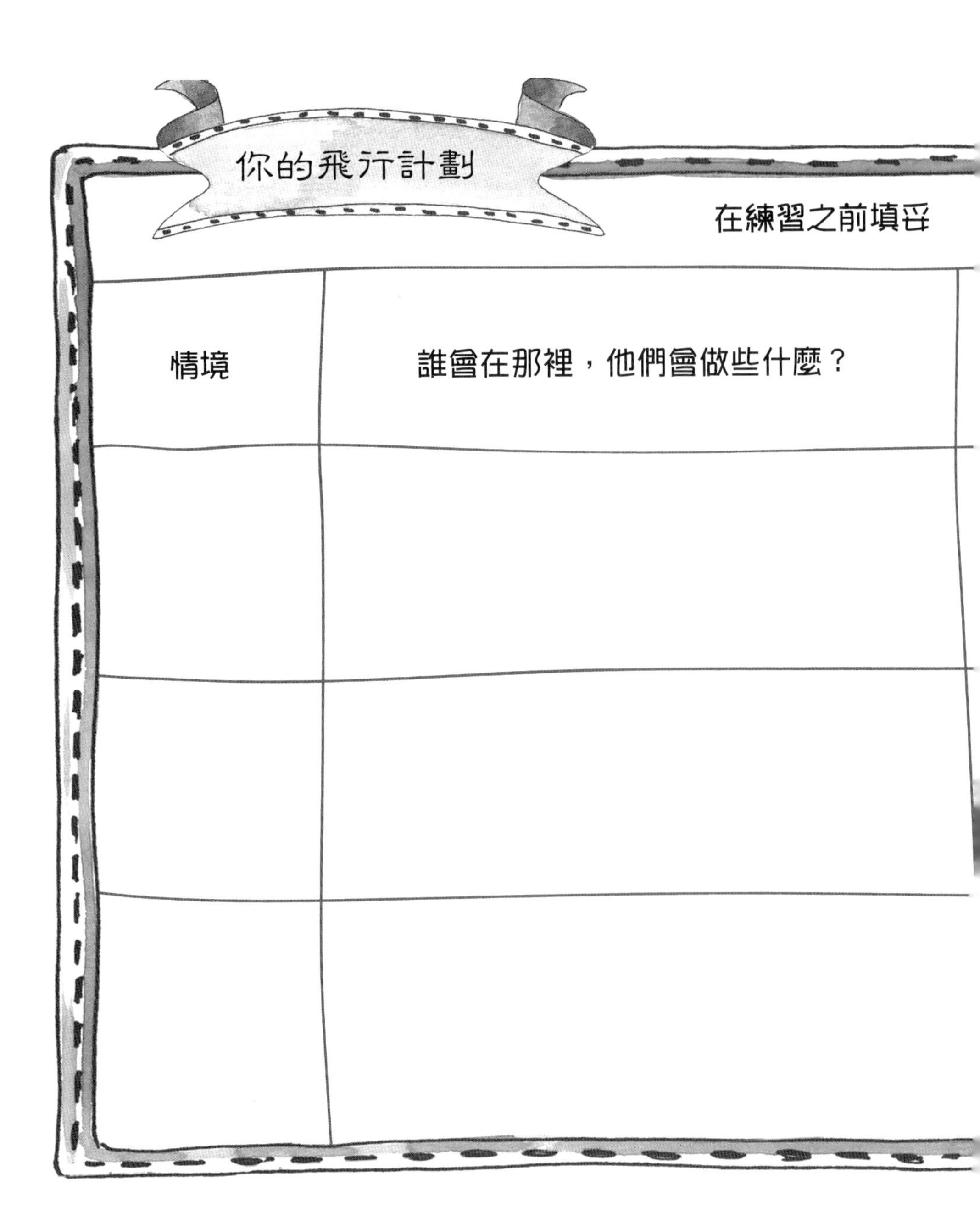

你的飛行計劃

在練習之前填妥

情境	誰會在那裡，他們會做些什麼？

		在每次練習後填妥	
我會怎麼想和做？	你要練習離開多長時間	剛開始的恐懼（1-10）	練習結束後的恐懼（1-10）

還有其他有趣的地方！如果你想要的話，可以跟父母或是其他跟你一起看這本書的大人說看看，如果完成每個情境時，可不可以給點小獎勵。簡單的情境給小獎勵，中等情境給中獎勵，較困難的情境就給個大獎勵。獎勵的例子如下：

小獎勵：

跟爸媽玩遊戲，到遊樂場玩樂，一起看書

中獎勵：

跟爺爺奶奶來個特別的晚餐，一起烤蛋糕，在客廳舉辦舞會

大獎勵：

去動物園或是水上樂園玩

你跟爸爸媽媽有想到什麼獎勵嗎？你可以自己決定小、中、大獎勵有哪些。

小獎勵

中獎勵

大獎勵

既然你已經有了飛行計畫，準備起飛囉！

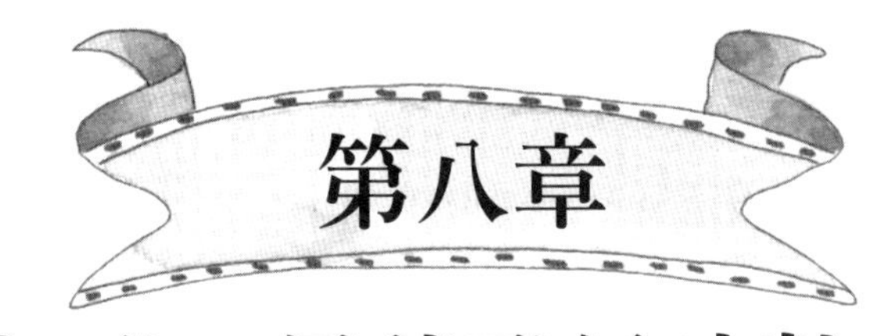

起飛，累積飛行時數！

本章要將你的飛行計劃付諸實行，而且要開始練習成爲飛行大師。

你可能要花一個或是好幾個星期來讀這一章，因爲你要練習，然後看看接下來幾天你在不同情境下的感覺。

雖然要花一點時間，但投入時間和精力，照著你的飛行計劃在眞實生活中磨練技巧，這是很重要的。

記住，飛行員在成爲大師之前，必須要記錄下很多的飛行時數！

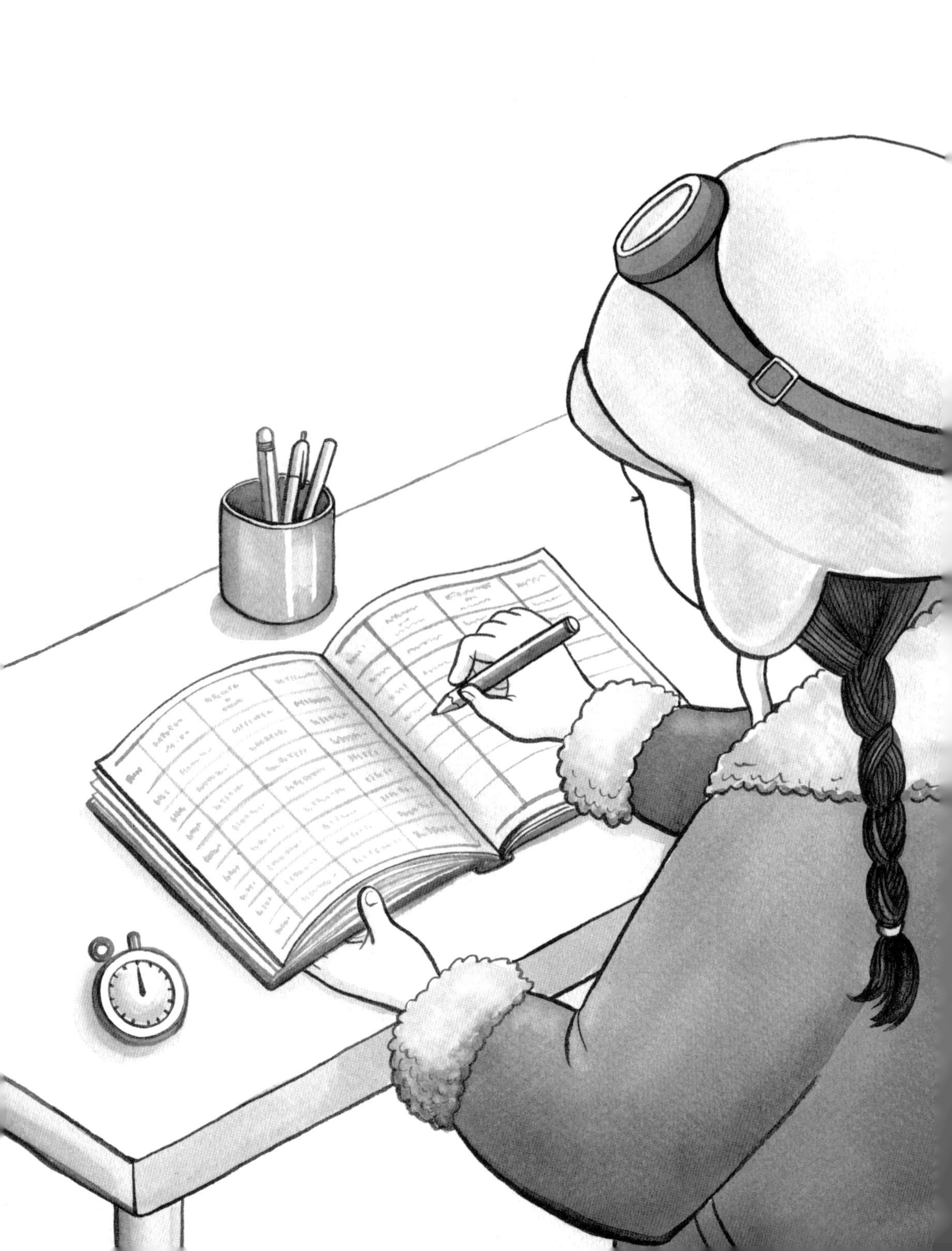

下面是幾個成功的祕訣：

1. 在真的做之前，試著用角色扮演來預演，就好比是練習的練習。舉例來說，你可以假裝媽媽要走出門外，然後試看看你會怎麼做。這樣一來，當保母來、媽媽真的出門一段時間時，你會知道該做些什麼。

2. 剛開始在家練習，不會有任何人來打擾。如果在學校練習的話，試著在上課之前跟老師練習，周遭就不會有太多人打擾到你。

3. 只要練習時間一到，馬上開始——不需要說太多。最困難的就擺在眼前，你的父母必須要離開了，這時就是需要說再見的時刻了。在練習的時候，趕快做，不要光說不練，這是非常重要的。會越來越容易的！

4. 待在這個情境裡久一點，讓自己去感覺焦慮感逐漸下降。同一個情境可能需要練習個好幾次。例如跟保母相處20分鐘，你會發現在這20分鐘裡，你的焦慮感逐漸變小，而且每次練習時，焦慮感會越來越小。

5. 剛開始應該會感到有點焦慮，如果你一點都不焦慮的話，有可能你挑來做第一次練習的情境太容易了。再挑一個情境試一次！

6. 遵循你的飛行計劃，把往後的每次練習都記錄下來，這樣可以在事情看起來很艱困的時候，振奮自己。

7. 每天都練習，每個練習主題都持續個7-14天，從最簡單的情境開始，一、兩個禮拜後再挑戰比較難的情境。每個情境的練習次數取決於你、你的父母和你選的情境。在簡單的情境下，有些小孩需要練習一次，有些可能需要練習個三次才會感到自在，然後才能進到下一個情境（中等或很難等等）。

8. 有必要的話，你可以在一天（或是幾天）內練習個二或三次，試著把時間拉長。例如：如果爸媽要出門15分鐘，下次就試著30分鐘，再下次就1個小時或以上。

準備要開始了嗎？從飛行計劃裡的第一個情境開始。首先就定位，看著你的飛行計劃，在媽媽或爸爸離開之前，把一開始練習時的焦慮感評個分。

練習結束後，用飛行計劃裡的最後一欄，替結尾（在媽媽或爸爸回家前幾分鐘，接近練習快結束時）的焦慮感評分。最後有沒有覺得好一些呢？

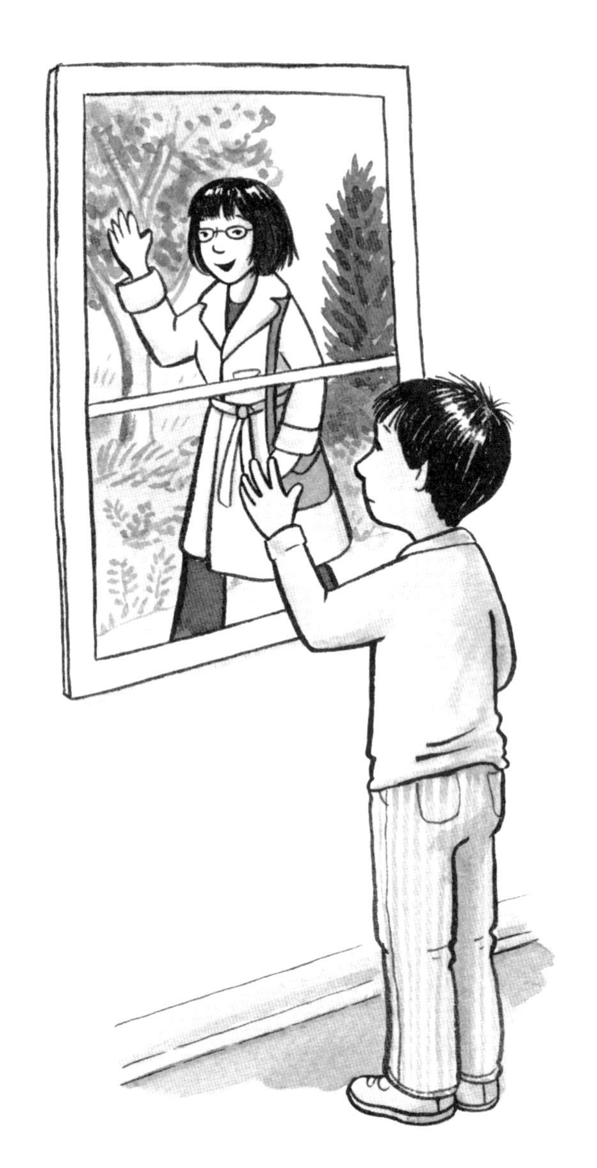

你可以把飛行計劃表影印好幾份，或是在新的紙上再做一張表，這樣你就可以針對不同的練習課題做規劃。一旦你練習個7-14天，感覺到自己的恐懼下降，這樣你就準備好進到下一章節了！

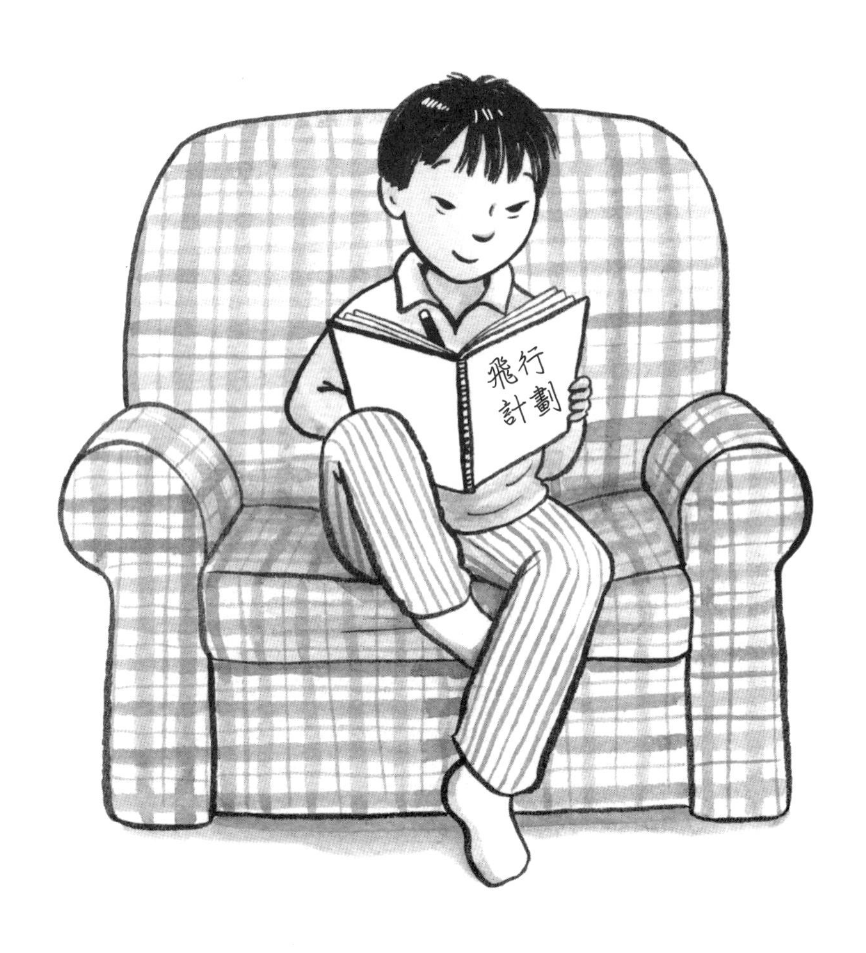

第九章

享受風景，保持勇敢！

既然你已經練習過了，相信你感覺勇敢些，而且比較有信心來飛行自己的熱氣球了。現在是不是覺得上學、離開爸媽一陣子可能會很好玩，而且是個成長、堅強、自我感覺良好的機會呢？

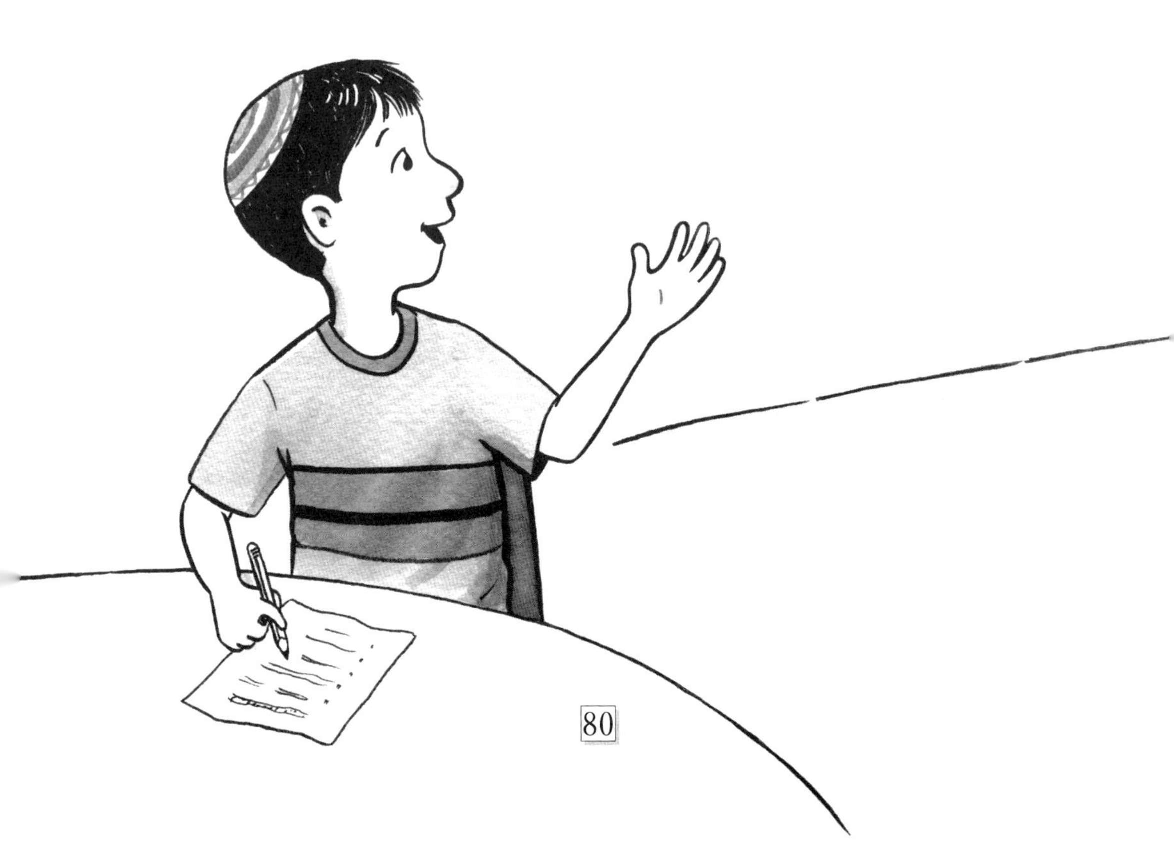

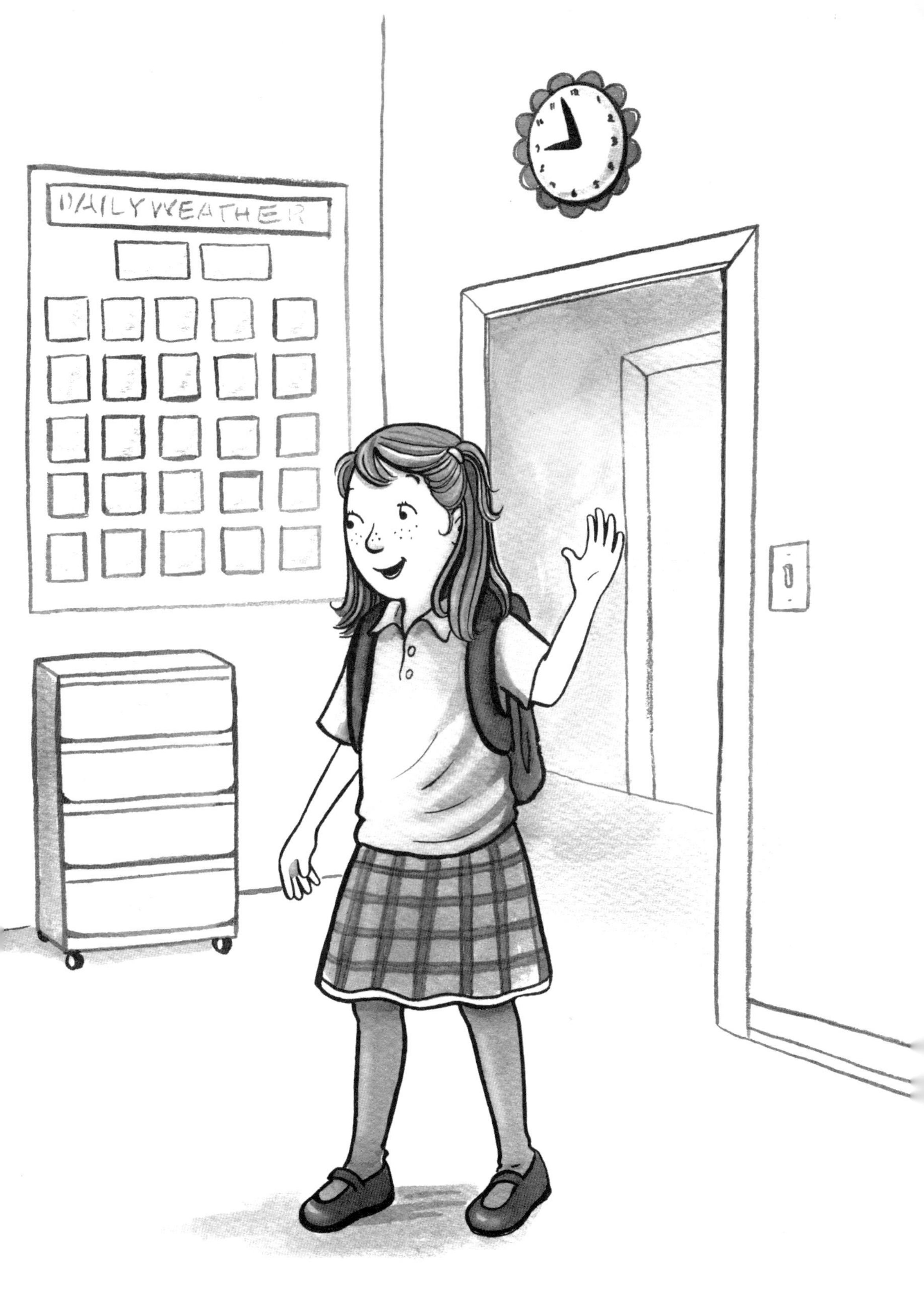
DAILY WEATHER

既然你已經有很多飛行時數，而且有自信，最好要繼續維持你的技巧。

雖然你很有經驗，但有時還是會感覺到焦慮。這不代表你忘了如何飛行，偶爾碰到些挫折是很正常的。

很幸運的，你現在知道很多策略可以用來克服這些恐懼，甚至可以把挫折視為練習的機會。

練習得越多，你就越有能力處理挫折或是新的恐懼。

現在，想像一下暑假結束後返校上課的第一天，還有第一天上學前一晚，你感覺到肚子痛，害怕去上學。

你會怎麼做呢？

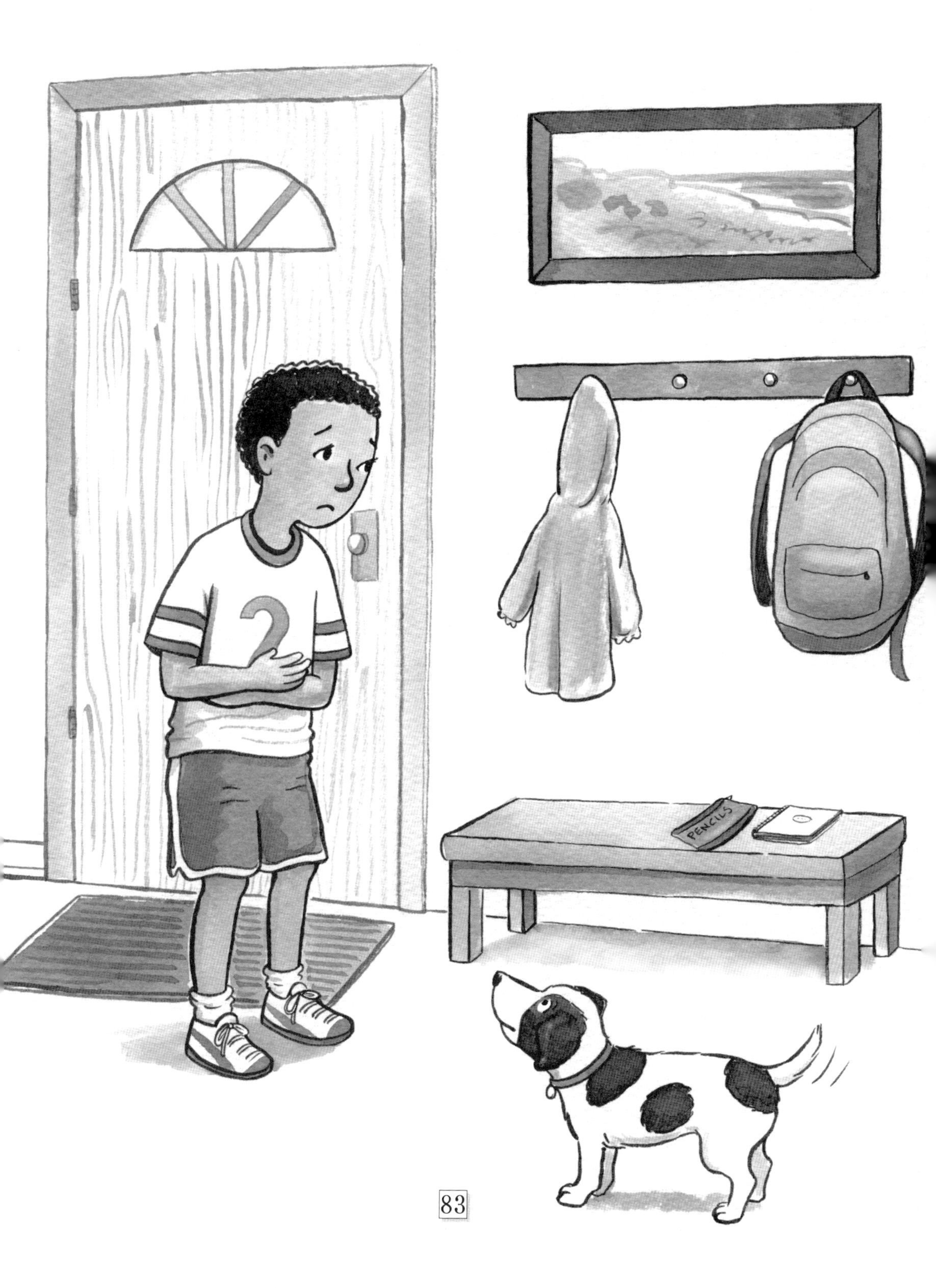
PENCILS

現在是時候來記住所有的飛行課程了。

飛行學校101：
戰勝你的恐懼而飛行

1. **檢查能見度**：有沒有任何無用的想法阻礙視線呢？

2. **將雲加熱趕走**：多用些實際的想法，就像太陽把烏雲趕走一樣。

3. **加熱**：想些振作的想法，就像把熱氣球的溫度提升上來。

4. **解開沙包**：跟那些拖住你、阻礙你飛行的無用行動道別。

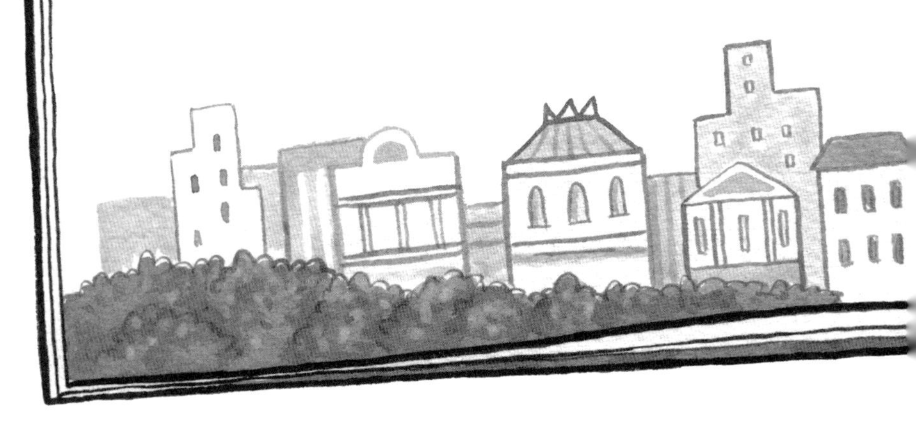

5. **採取有用的行動**讓溫度更上一層樓。

6. **面對恐懼，給予時間**：對自己有耐心，在特定的情境下，給自己充分的時間去感覺恐懼的下降。

7. **練習、練習、再練習**：不要讓你的技巧生疏，經常練習分離的情境，讓自己保持在飛行大師的狀態。

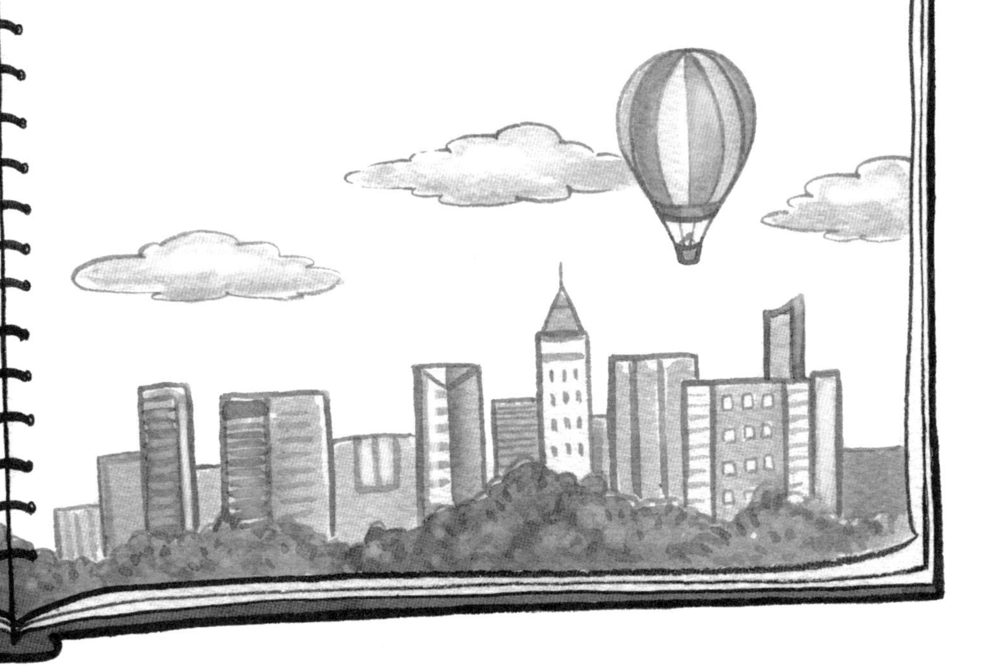

當你感覺到越來越多的恐懼撲來，記住你的技能，盡可能迅速地面對這個情境。面對恐懼是趕走它們最好的方法，在熱氣球中，風、陽光迎面而來的感覺眞好！

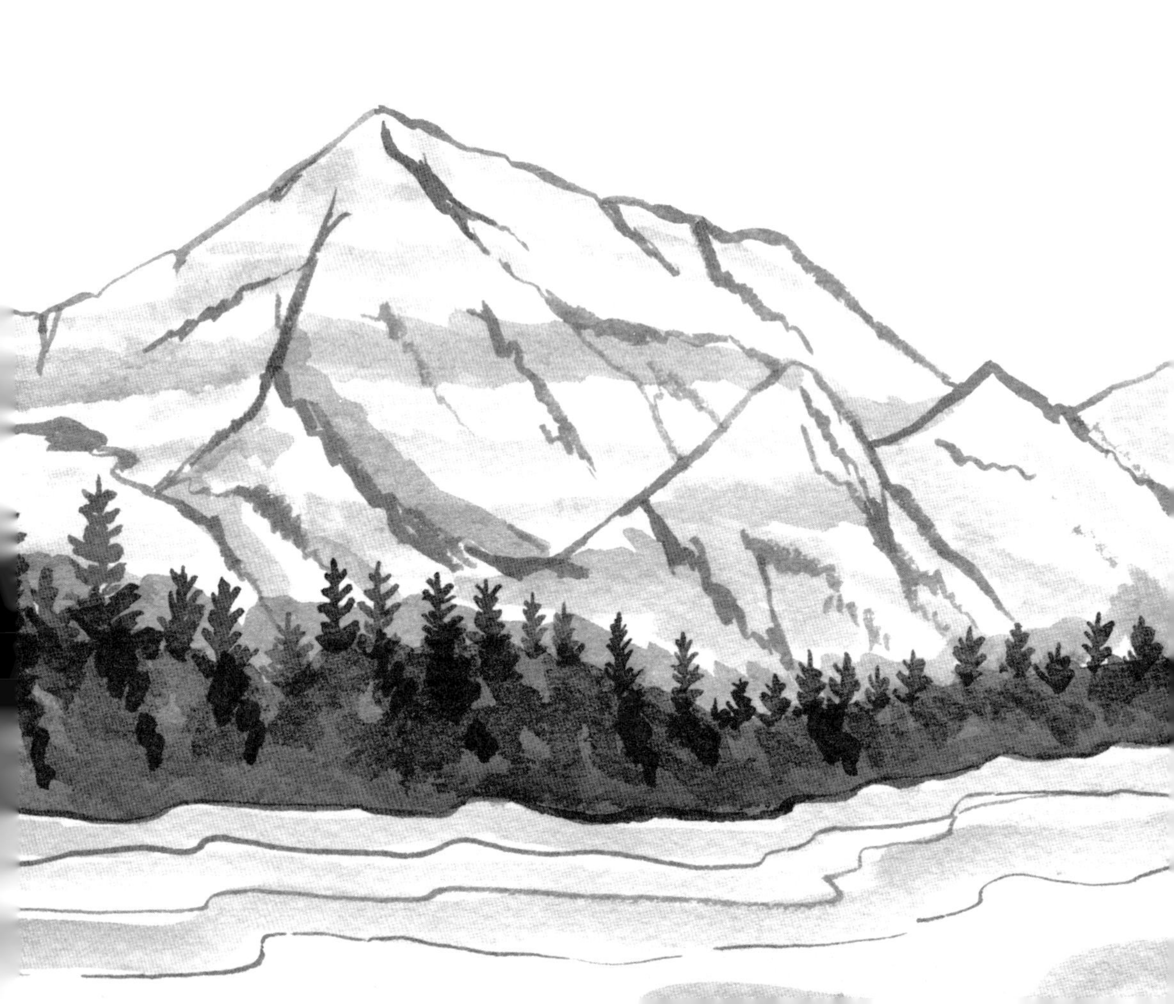

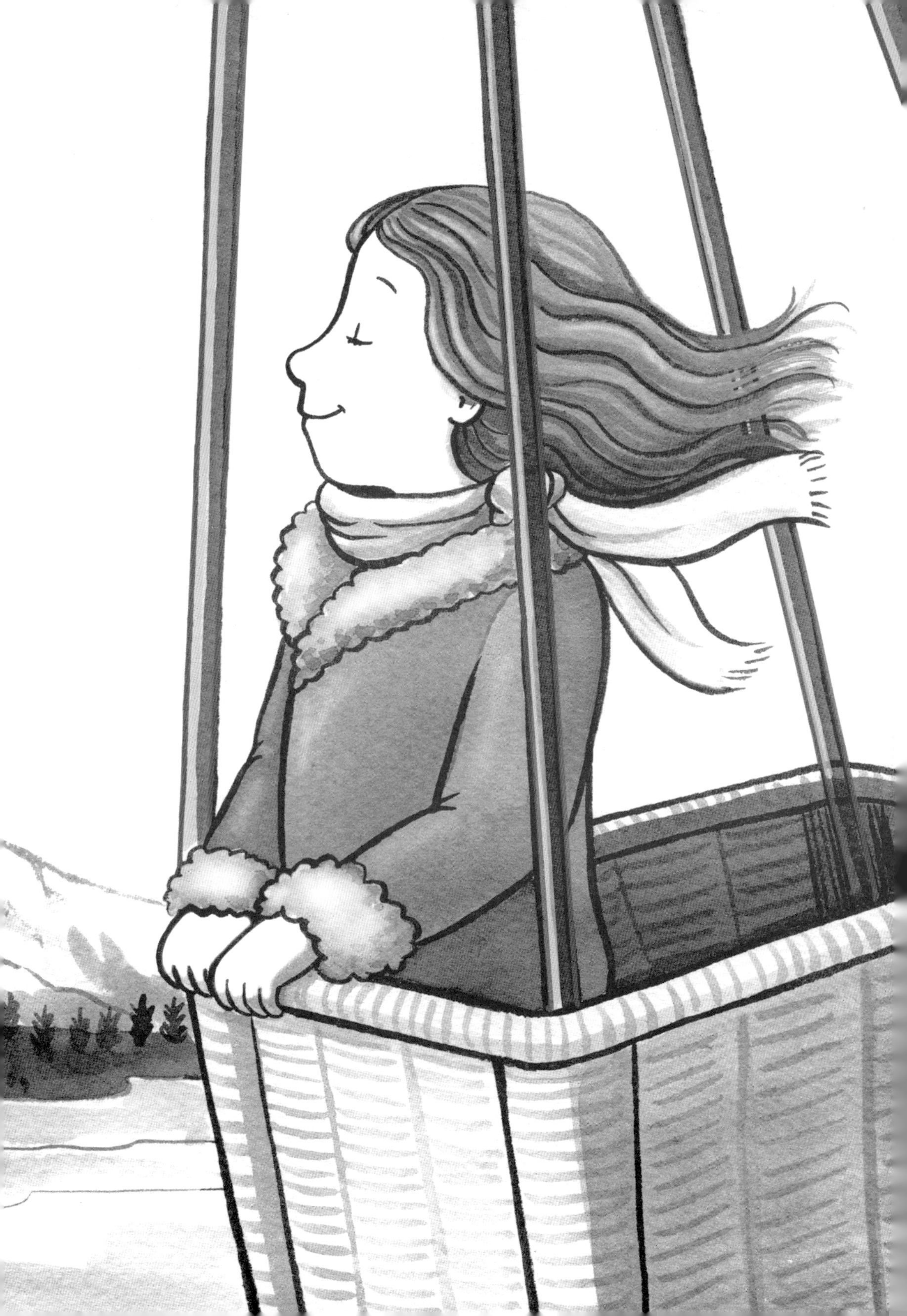

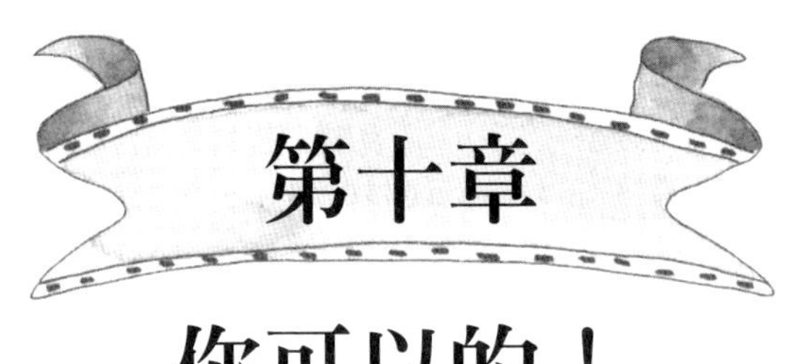

第十章 你可以的！

學習飛行熱氣球需要認眞努力，但是你即將成爲一個專家了。練習得越多，就會變得越簡單。剛開始練習騎腳踏車時，需要再三猶豫，但是現在你可以輕鬆駕馭，因爲常常練習。

你很勇敢、堅強，已經學到新的技巧！既然可以勇敢的離開家裡，就可以學到許多世界上的事，擁有許多有趣的經歷！想像一下自己飛得好高好高，享受美景，呼吸新鮮空氣。把自己畫成飛行員：冷靜、有自信與勇敢的飛行大師。

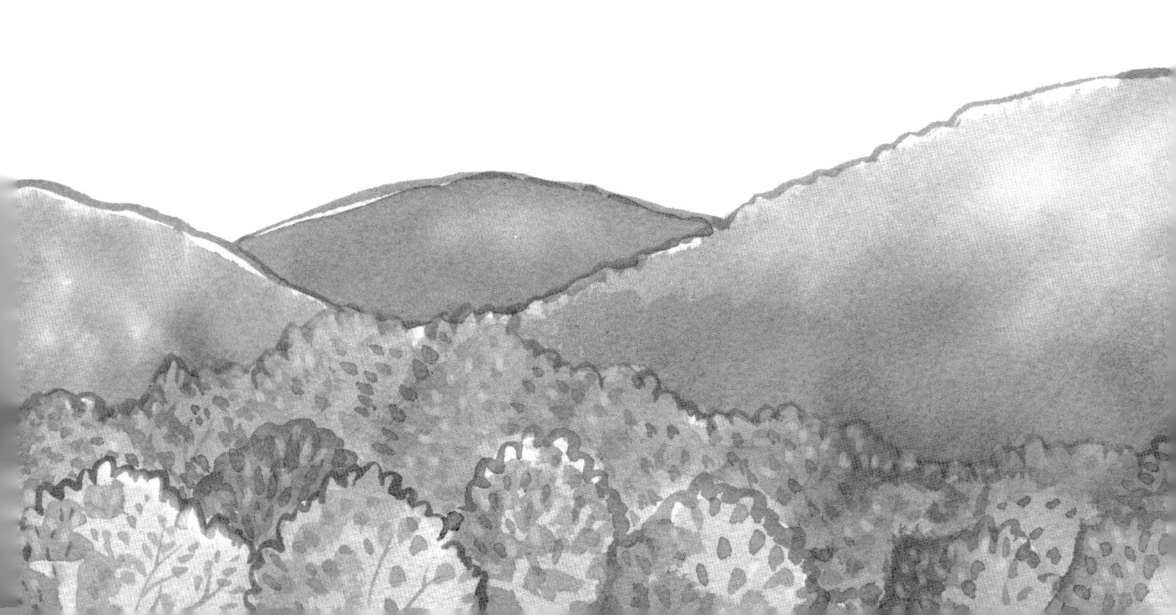

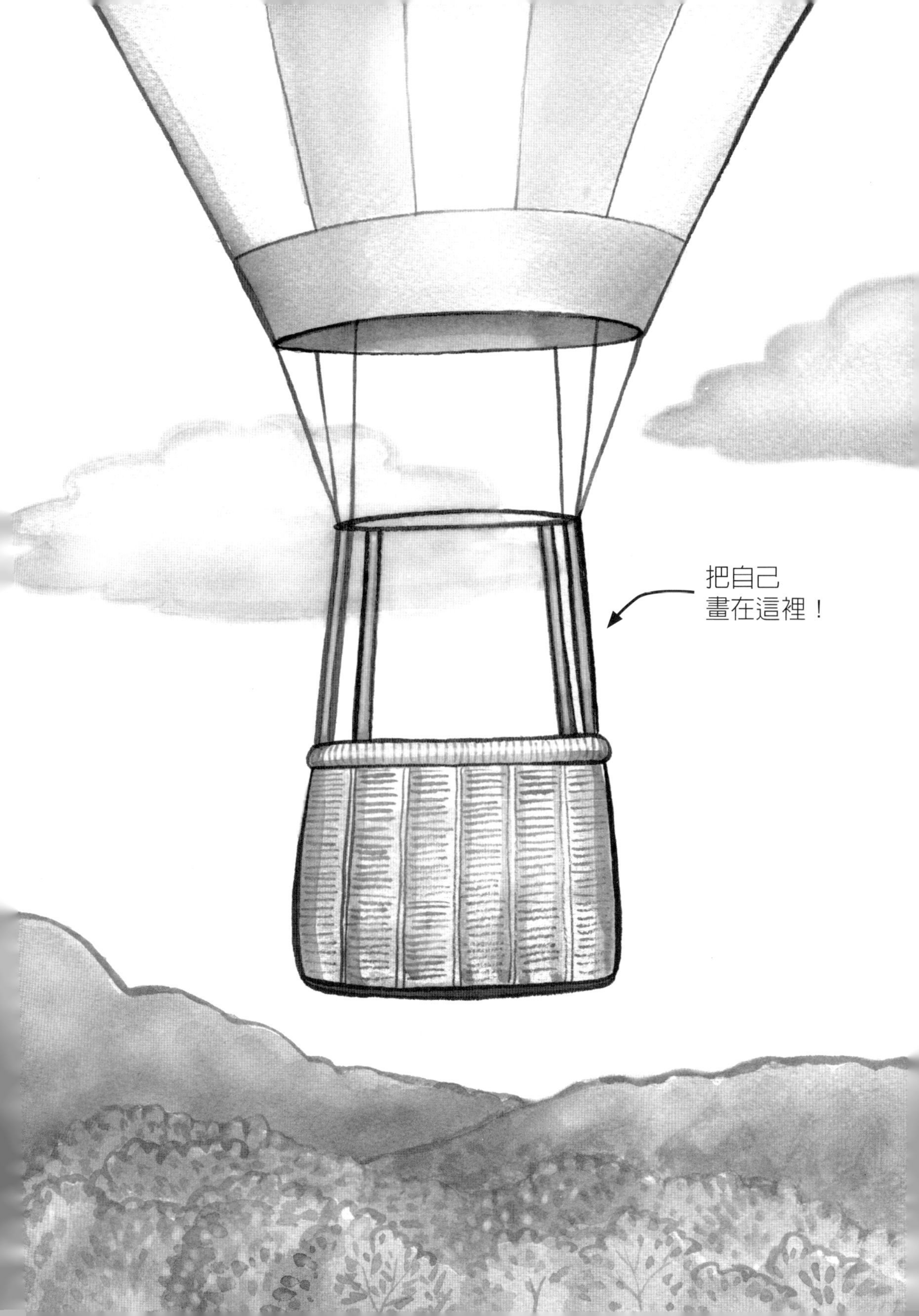
把自己
畫在這裡！

恭喜你完成飛行時數！你已經獲得了飛行大師的資格！在下面這張飛行員執照上填入你的名字吧：

成就證書
茲證明
（名字寫在這）
於
（日期寫在這）
已經成為一個**飛行大師**，有能力用實際的想法趕走陰暗、無用的想法，摒除無用的行動，利用振作的想法與有用的行動來加溫，飛到更高與更新的體驗。

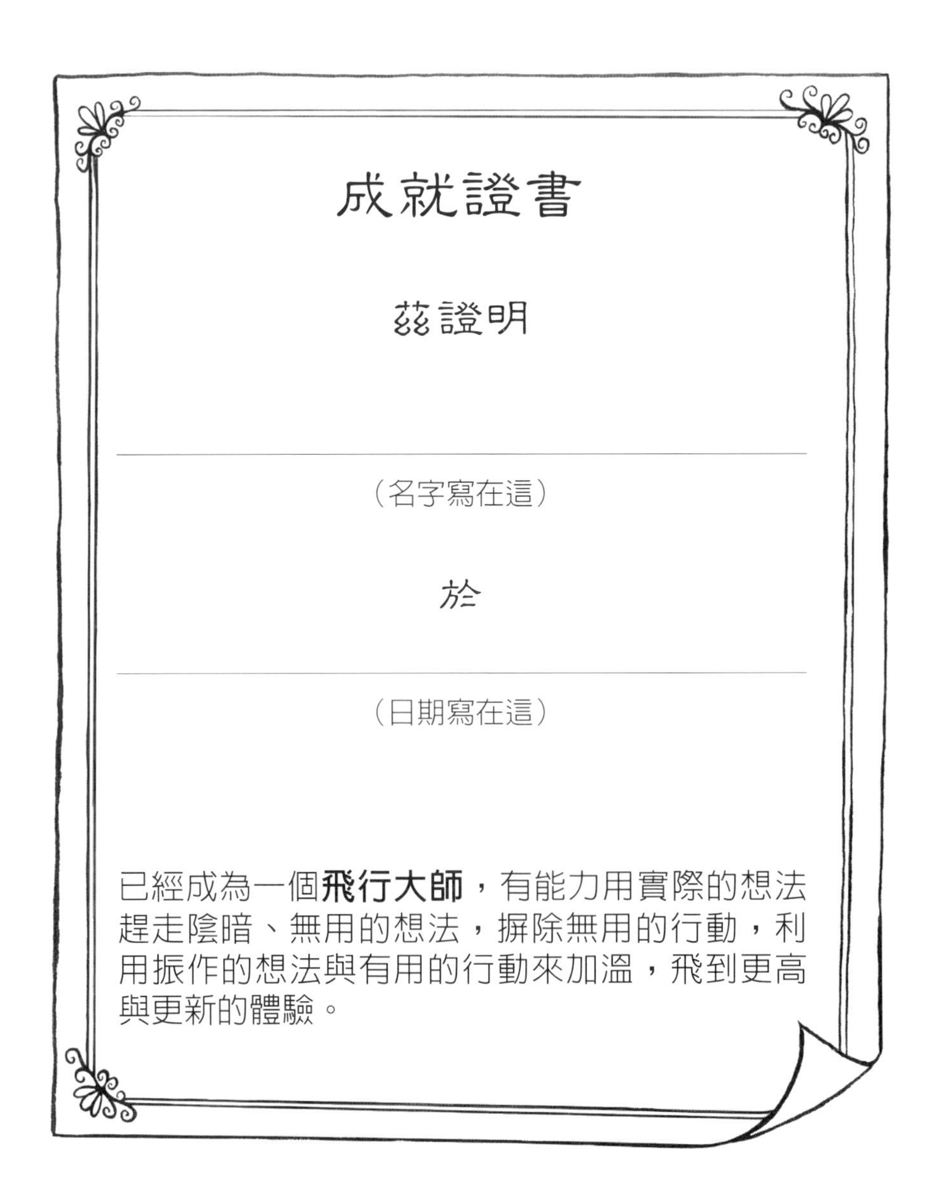

國家圖書館出版品預行編目資料

不想分離怎麼辦？：幫助孩子克服分離焦慮／Kristen Lavallee, Silvia Schneider著；Janet McDonnell圖；楊雪倫譯.--二版.--臺北市：書泉出版社，2023.10
面； 公分
譯自：What to do when you don't want to be apart: a kid's guide to overcoming separation anxiety
ISBN 978-986-451-336-9（平裝）

1.CST: 焦慮症 2.CST: 親職教育

415.992 112012132

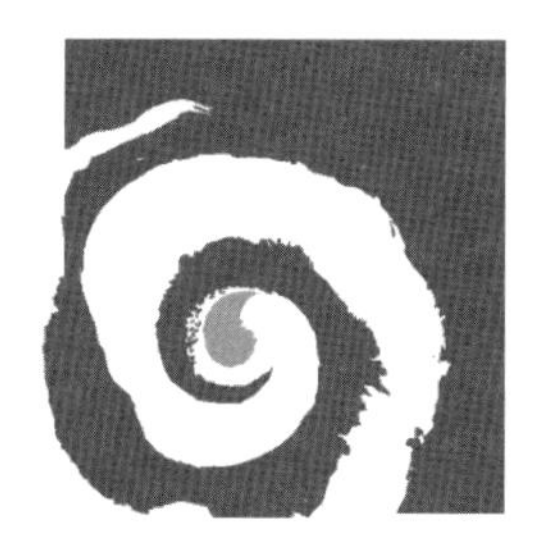

3IDU

不想分離怎麼辦？
幫助孩子克服分離焦慮

作　　者— Kristen Lavallee, PhD & Silvia Schneider, Dr. rer. nat.
繪　　者— Janet McDonnell
譯　　者— 楊雪倫
發 行 人— 楊榮川
總 經 理— 楊士清
副總編輯— 楊秀麗
責任編輯— 李敏華
封面設計— 陳亭瑋
出 版 者— 書泉出版社
地　　址：106臺北市大安區和平東路二段339號4樓
電　　話：(02)2705-5066　傳　　真：(02)2706-6100
網　　址：https://www.wunan.com.tw
劃撥帳號：01303853
戶　　名：書泉出版社

總 經 銷：貿騰發賣股份有限公司
電　　話：886-2-8227-5988　傳　真：886-2-8227-5989
網　　址：http://www.namode.com

法律顧問　林勝安律師

出版日期　2019年3月初版一刷
　　　　　2023年10月二版一刷

定　　價　新臺幣250元

經典永恆·名著常在

五十週年的獻禮——經典名著文庫

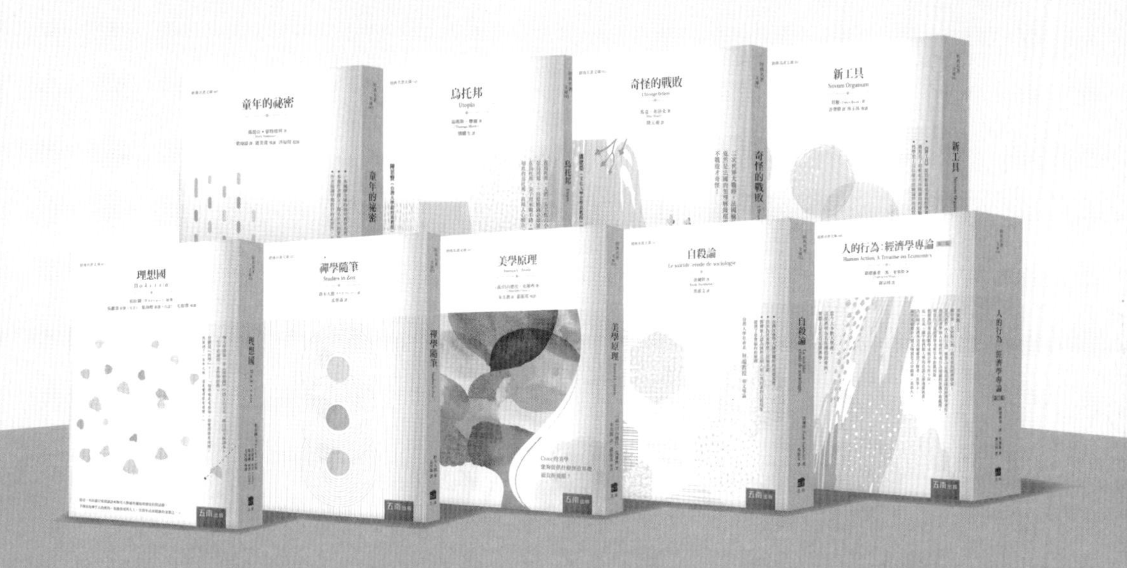

五南，五十年了，半個世紀，人生旅程的一大半，走過來了。
思索著，邁向百年的未來歷程，能為知識界、文化學術界作些什麼？
在速食文化的生態下，有什麼值得讓人雋永品味的？

歷代經典‧當今名著，經過時間的洗禮，千錘百鍊，流傳至今，光芒耀人；
不僅使我們能領悟前人的智慧，同時也增深加廣我們思考的深度與視野。
我們決心投入巨資，有計畫的系統梳選，成立「經典名著文庫」，
希望收入古今中外思想性的、充滿睿智與獨見的經典、名著。
這是一項理想性的、永續性的巨大出版工程。
不在意讀者的眾寡，只考慮它的學術價值，力求完整展現先哲思想的軌跡；
為知識界開啟一片智慧之窗，營造一座百花綻放的世界文明公園，
任君遨遊、取菁吸蜜、嘉惠學子！